Was ist Kinesiologie?

Die Kinesiologie verbindet die Prinzipien der traditionellen chinesischen Medizin mit denen der westlichen Heilkunde. Mit Hilfe des Muskeltests werden Energiestörungen aufgespürt und Maßnahmen gefunden, um über eine Art »Akupunktur ohne Nadeln« blockierte Energien zum Fließen zu bringen. Muskelverspannungen oder -schwächen zeigen an, dass das seelische Gleichgewicht aus dem Lot geraten ist. Individuell ausgerichtete Behandlungsschritte harmonisieren Energiehaushalt, Bewegungsapparat, Stoffwechsel und Psyche.

Jeder Mensch ist einzigartig

Jeder Mensch hat sein individuelles genetisches Muster. Jeder Körper speichert die Geschichte seines Lebens in den Muskeln und allen anderen Zellen. Keine zwei Körper, keine zwei Ursachen von Ungleichgewicht und keine zwei Wege zurück in die Balance sind identisch. Die Kinesiologie interessiert sich für die Frage: Was benötigt ein Mensch für Körper, Geist und Seele, um ins Gleichgewicht zu kommen und sich zu heilen? Niemand kann darüber genauere Auskunft geben als der eigene Körper. Stellen Sie sich vor, der Strom in Ihrem Haus fällt aus. Kurzschluss. Wo ist der Defekt? Als Laie muss man suchen und ausprobieren, um die Fehlerquelle zu entdecken. Der Elektriker dagegen prüft mit speziellem Gerät schnell nach, welche Steckdose, welches Kabel oder Gerät den Kurzschluss verursacht hat. Sobald der Auslöser gefunden ist, kann die Reparatur rasch durchgeführt werden.

Geht es uns gut, fließt unsere Lebensenergie frei und ungehindert durch den Körper. Kinesiologie macht es sich zur Aufgabe, Energieblockaden aufzulösen.

Beim Austesten von Muskeln und Haut teilt der Körper uns selbst mit, wo das Ungleichgewicht liegt.

Kinesiologie bringt die Dinge auf den Punkt

Ungleich-gewichte in den Muskeln lassen sich mit Hilfe der Kinesiologie korrigieren. Stoffwechsel, Energiefluss und emotionale Ver-fassung werden so wieder ins Gleichgewicht gebracht.

Ähnlich findet man mit Hilfe des Muskeltests gezielt und schnell heraus, wo es klemmt. Das kann eine Energiebahn sein, die blockiert, oder ein Organ, das überbelastet ist. Vielleicht ist es auch ein Muskel, der nicht richtig arbeitet und das Gleichgewicht stört, so dass andere Muskeln seine Funktion übernehmen müssen.

Schwache und starke Muskeln

Die Kinesiologie hat entdeckt, dass jeder Muskel stark und schwach sein kann. Ein starker Muskel hält dem Druck stand, ein schwacher Muskel gibt bereits bei leichtem Druck nach. Das hat nichts damit zu tun, wie gut durchtrainiert ein Mensch ist. Getestet wird, ob und wie schnell ein Muskel auf leichten Druck reagiert. Körperlicher und emotionaler Stress zeigen sich in schwachen Muskeln. Die Kinesiologie macht sich dieses Phänomen zunutze, um Stressfaktoren, Ungleichgewichte und Blockaden auszutesten und dem Körper mit einem ausgeklügelten System Fragen zu stellen.

KINESIOLOGIE FÜR KINDER UND ERWACHSENE

● Kinesiologie kann bei Kindern und Erwachsenen jeden Alters angewendet werden.

● Sie funktioniert auch ohne Worte oder mit wenigen Worten.

● Sie verschafft uns Zugang zu innerster Weisheit und respektiert die persönliche Einzigartigkeit jedes Menschen, indem sie alle Behandlungsschritte individuell austestet.

● Die Selbstheilungskräfte werden durch diese Behandlungsweise aktiviert.

● Kinesiologie kann bei den verschiedensten Problemen und Situationen hilfreich sein und sich im Miteinander in der Familie und am Arbeitsplatz positiv auswirken.

Die kinesiologischen Übungen und Tests helfen Kindern wie Erwachsenen, sich leicht zu konzentrieren, Entspannung zu finden und zu entdecken, was Körper und Seele wirklich brauchen.

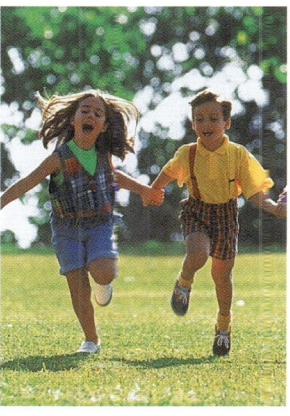

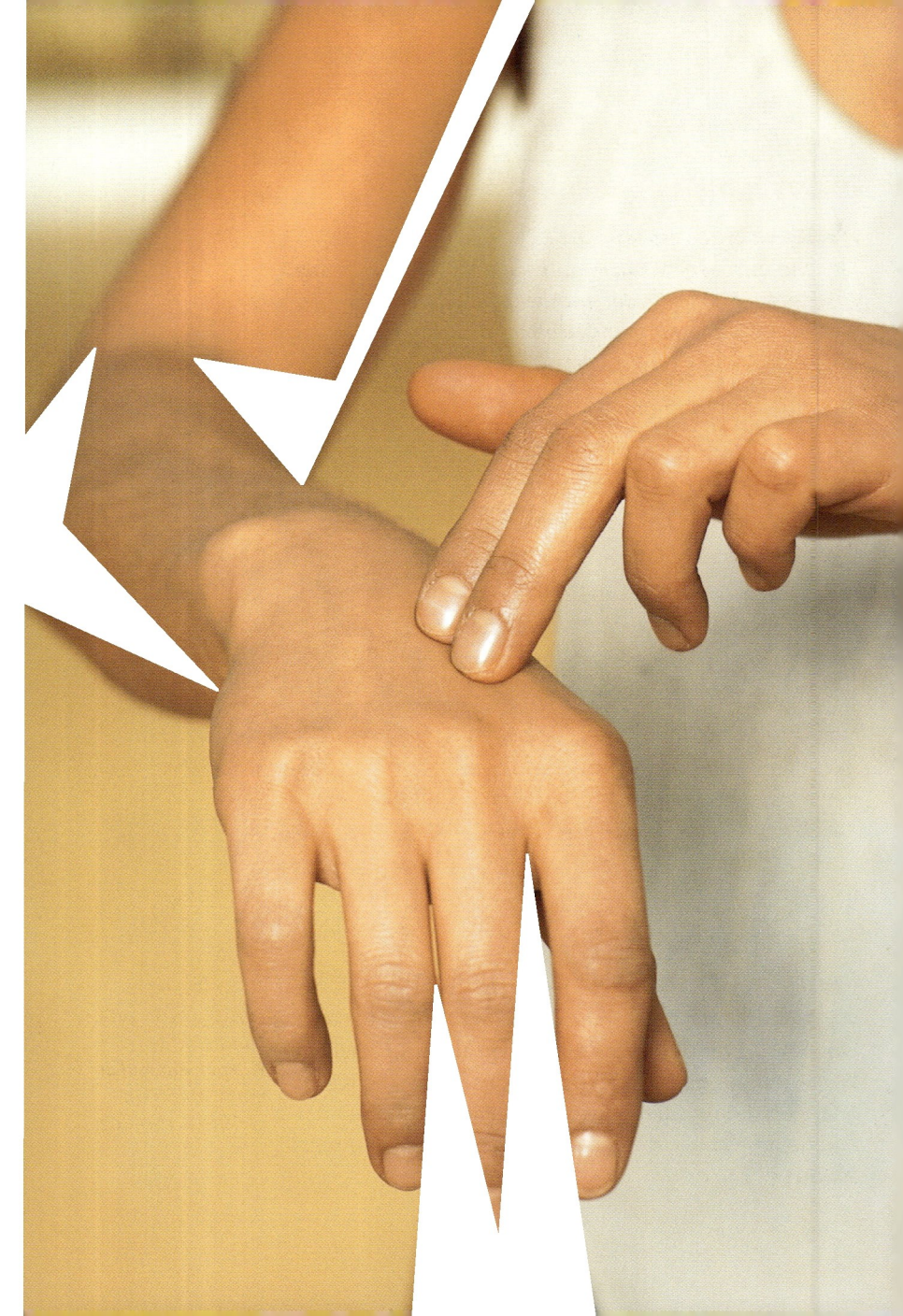

Sinnbild des Lebens war in der Antike der Fluss. Wir sind gesund und im Gleichgewicht, wenn alles fließt:

▶ Blut, das den Körper mit Sauerstoff versorgt
▶ Energie, die der Motor für alle Körperfunktionen ist
▶ Lymphe, die Schlacken und Gifte abtransportiert
▶ Liquor, die Gehirn- und Rückenmarksflüssigkeit, die unsere Steuerzentrale mit Nährstoffen versorgt
▶ Informationen, die durch Nervensignale weitergegeben werden

Wir sind gesund, wenn wir uns frei bewegen können, wenn alle Muskeln gut beweglich sind, wenn nichts weh tut oder verspannt ist, wenn jedes Organ seine Funktion erfüllt.

Alles im Fluss

Die Kinesiologie setzt hier an und untersucht: Wo ist etwas nicht mehr in Bewegung, und wie kommt es wieder in Gang? Mit Hilfe des Muskeltests findet sie Blockaden heraus, regt die Durchblutung und den Lymphfluss an, bringt gestaute Energien wieder ins Fließen und erleichtert es, quälenden Gedanken zu entkommen.

Das einzig Konstante im Leben ist die Veränderung. Sie ist auch wesentlich für unseren Körper: Er braucht Bewegung, innerlich wie äußerlich. Gerät sie ins Stocken, werden wir krank.

»Du kannst nicht zweimal in denselben Fluss steigen«, sagte der griechische Philosoph Heraklit. Auch wir selbst verändern uns mit jeder Minute.

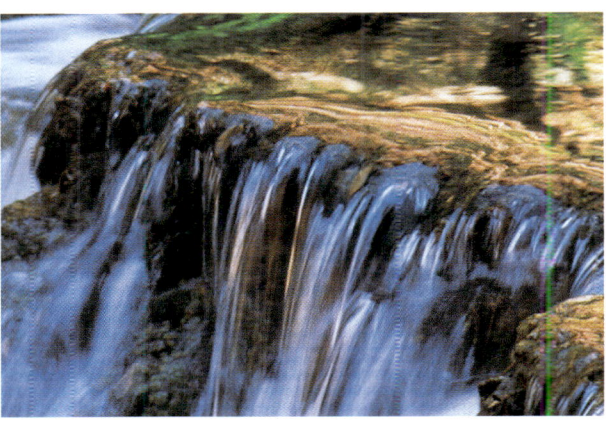

Der Körper weiß am besten, was er braucht

Niemand weiß besser als der eigene Körper, welche Behandlung gerade passt wie der Schlüssel zum Schloss. Viele Menschen machen automatisch das Richtige, wenn sie z. B. bei akuten Muskelschmerzen die schmerzende Stelle reiben. Das Massieren ganz bestimmter Punkte kann schlagartig zum Nachlassen des Schmerzes und zu freierer Bewegung führen.

Wir können die Muskeln dazu gebrauchen, mit dem Körper zu kommunizieren. So lassen sich Spannungen und Ungleichgewichte mit Muskeltests sehr früh aufdecken.

Das innere Gleichgewicht

Die Kinesiologie wirkt auch vorbeugend – sie ist förmlich dazu prädestiniert, gesundheitliche Störungen und Ungleichgewichte in einem sehr frühen Stadium zu erkennen und zu beseitigen. Sie hilft schnell; oft genügen schon einige wenige Sitzungen. Sie lenkt die Aufmerksamkeit weg vom Problem hin zur Lösung mit dem Ziel, diese Blickrichtung beizubehalten.

Und sie hilft ganz ohne Nebenwirkungen, denn im Sinn der traditionellen chinesischen Medizin bringt sie den Menschen wieder ins Gleichgewicht und schafft dadurch Gesundheit und Wohlbefinden.

Die Lehre von den Bewegungsabläufen

Die Kinesiologie spürt gestörte Bewegungsabläufe auf und testet den optimalen Weg aus, um sie wieder ins Gleichgewicht zu bringen.

Wörtlich bedeutet Kinesiologie »Lehre von der Bewegung«. Sie hat zwar eine Menge mit China zu tun, aber nicht vom Namen her. Das Wort kommt ursprünglich aus dem Griechischen von »kinesis« = Bewegung und »logos« = Lehre.

Die Entstehung der Kinesiologie

Anfang der sechziger Jahre entdeckte der amerikanische Chiropraktiker Dr. George Goodheart ein erstaunliches Phänomen: Nicht ein verkrampfter Muskel ist Ursache für Verspannungen, sondern sein schwacher Gegenspieler. Am Beispiel einer Schwingtür ist das leicht zu verstehen. Sie wird nach beiden Seiten von Federn in der Balance gehalten. Leiert eine Feder aus, zieht sich die andere automatisch zusammen. Es würde nun kaum sinnvoll sein, die zusammengezogene Feder in die Länge zu ziehen, solange die schwache Feder auf der anderen Seite nicht gestärkt wird.

Dr. Goodheart entwickelte Methoden, einen Muskel zu stärken, der sich als schwach erwiesen hatte. Bestimmte Reflexpunkte können, wenn sie stimuliert werden, einen Muskel an einer ganz anderen Körperstelle beeinflussen. Er erkannte auch die Zusammenhänge zwischen der Lebensenergie, die nach der traditionellen chinesischen Medizin entlang den Meridianen fließt, und der Funktion bestimmter Muskeln, die – je nach Befinden des Patienten – auf Druck unterschiedlich reagieren.

Nach der Lehre der chinesischen Medizin fließt die Lebensenergie in Energiebahnen, Meridiane genannt, durch den Körper. Jeder Meridian hat Bezug zu einem oder mehreren Organen.

Muskeln und Energiebahnen

Goodhearts Entdeckung, dass Muskeln in Verbindung zu Meridianen und Organen stehen, war für die Kinesiologie bahnbrechend. Der Zustand der Meridiane konnte nun schnell und einfach durch Muskeltests ermittelt werden. Erstmals war es möglich, Energiestörungen ohne Nadeln zu korrigieren, und zwar durch Halten oder Massieren der jeweiligen Reflexpunkte.

Muskeltests sagen also nicht nur etwas über den Zustand der Muskulatur aus, sondern auch über den Gesundheitszustand des gesamten Organismus.

Wie funktioniert der Muskeltest?

Durch Muskeltesten wird Raten oder Ausprobieren in der Behandlung überflüssig, ebenso wie lange Fragebogenaktionen oder Gespräche. Durch die Therapie nach Maß lassen sich die Behandlungszeiten erheblich verkürzen.

In der Kinesiologie testet man nicht die Kraft eines Muskels, sondern seine Reaktion. Man geht von seiner vollen Kraft, also Grad fünf, als Normalzustand aus. Ein Muskel ist stark, wenn er leichtem Druck standhalten kann. Starke Muskeln leisten beim Testen, unabhängig von der Körperkraft der Testperson, sofort Widerstand. Schwache Muskeln zeigen sich auf unterschiedliche Weise. Bei manchen geht bei einem schwachen Muskel der Arm sofort ganz herunter. Sie verfügen generell über wenig Muskelkraft. Bei durchtrainierten Frauen und Männern genügt ein leichtes Zittern des Muskels, um zu wissen, dass er schwach testet. Hier ist schon das kleinste Nachgeben als eine Abweichung vom Normalzustand zu werten. Vom Modell der traditionellen chinesischen Medizin her gesehen testen wir die Energie, die dem Muskel zur Verfügung steht. Wenn ein Muskel Druck standhalten kann, bedeutet das, dass die Energie im zugehörigen Meridian ohne Blockaden fließt.

Wenn wir im Gleichgewicht sind, ist unser Muskeltonus normal (oben links). Ein schwacher Muskel löst hingegen Verkrampfungen und Beschwerden im gegenüberliegenden Muskel aus (unten rechts).

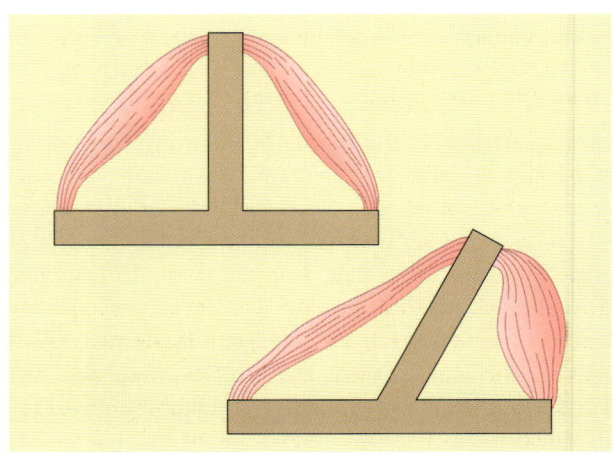

Zittert der Muskel, flattert er oder gibt er ganz nach, weiß man, dass der zugehörige Meridian in seiner Energie blockiert ist. Getestet wird also die Fähigkeit des Nervensystems, sich innerhalb von zwei Sekunden dem Druck des Testers anzupassen. Schmerzende Muskeln werden nicht getestet. Schmerz bedeutet, der Muskel ist schwach und sollte behandelt werden.

Informationen aus dem Körpergedächtnis

In der Kinesiologie wird der Muskeltest eingesetzt, um Informationen vom Körpergedächtnis zu erhalten. Unsere Zellen speichern Erinnerungen. Stellen Sie sich vor, Sie sitzen in Ihrem Wagen, fahren vergnügt irgendwohin und denken an nichts Böses. Plötzlich rollt von rechts ein Ball auf die Straße, und ein Kind rennt ihm hinterher vor Ihr Auto. Mit Sicherheit werden Sie in Ihrem Schrecken sofort auf das Bremspedal treten. Dazu brauchen Sie nicht erst zu überlegen, es geschieht reflexartig, wie von selbst. In diesem Moment speichert Ihr Körper in den daran beteiligten Muskeln alles, was geschieht: alle Bewegungen, die Anspannung, den Zeitpunkt, den Schrecken und wohl auch Schuldgefühle. Es scheint, als ob dieser Speichermechanismus vor allem im Augenblick starker Emotionen in Gang gesetzt würde.

Den Stress im Körper lösen

Mit dem Muskeltest können wir den Zeitpunkt des Schocks, die betroffenen Muskeln und die beteiligten Emotionen enttarnen und den damit verbundenen Stress aus dem Körper lösen. Dabei ist es egal, wie weit das Ereignis zurückliegt, ob Tage, Monate oder Jahrzehnte. Das Ziel ist nicht, die Gefühle zu verdrängen, sondern letztendlich seinen Frieden zu machen mit dem, was geschehen ist.

Unser Unbewusstes speichert jede Erfahrung. Unangenehme Situationen lösen negative Gefühle bzw. Stress aus. In vergleichbaren Momenten können diese oft längst verdrängten Empfindungen erneut aus dem Unbewussten auftauchen.

Wenn Stress das Leben schwer macht

Stress ist ein zentrales Thema in der Kinesiologie. Er wird angezeigt durch einen schwachen Muskeltest. Zu den Stressfaktoren zählen wir alles, was das Gleichgewicht von Körper, Geist und Seele stört. Das können äußere Faktoren wie Lärm oder allergieauslösende Stoffe sein, aber auch innere Faktoren wie Ängste, Sorgen, Horrorvorstellungen oder Gedanken, die sich im Kreis drehen wie ein Hamster im Laufrad.

Wege der Stressbewältigung

Es gibt zwei Möglichkeiten für den Körper, mit Stress und seinen Begleiterscheinungen fertig zu werden:
▶ Der natürliche Weg, Stresshormone abzubauen, ist die Bewegung.
▶ Wenn das nicht geschieht, muss sich der Körper eine Pause gönnen, in der er alle anderen Funktionen zurückstellt und sich auf diese Aufgabe konzentriert.
Wer trotzdem weitermacht wie bisher, lässt seinem Körper vielleicht nur die Wahl, sich Aufmerksamkeit und Erholung über eine Krankheit zu verschaffen.

Stresshormone sind auch wichtig, denn sie bereiten den Körper auf Kampf oder Flucht vor. Manchmal helfen sie uns, in einer gefährlichen Situation schnell aktiv zu werden.

Wie wirkt die Kinesiologie stresslösend?

Emotionaler Stress spiegelt sich im Zustand der Muskulatur, z. B. in Rückenschmerzen oder Schulter- und Nackenverspannungen, oder in körperlichen Symptomen wie etwa Kopf- und Magenschmerzen. Die Kinesiologie greift in diesen Regelkreis an einer Stelle ein und durchbricht ihn. Nicht nur der Muskel-, auch der Gedankenstress löst sich. Die Wirkung der kinesiologischen Behandlung ist unmittelbar in Körper und Seele zu spüren – als Entspannung, Energetisierung oder als eine andere Sicht der Dinge.

Wege aus der Tunnelrealität

Bei Sorgen oder in einer Krise verengt sich häufig die Sicht der Dinge. Dieser Tunnelblick macht uns glauben, dass es immer so weitergehe bis ans Lebensende oder bis zur Katastrophe. Doch diese Perspektive lässt sich ändern. Bei jedem kinesiologischen Behandlungsschritt wird diese Perspektive verändert. Wir lernen die Situation einzuschätzen und entdecken Möglichkeiten, sie zu ändern oder zu akzeptieren. Wir sehen den Ausgang des Tunnels, und die Welt wird wieder hell und weit.

Psychische und körperliche Belastungen

Mit dem Muskeltest werden Ungleichgewichte aufgedeckt und korrigiert. Damit ist die Liste möglicher Anwendungsgebiete beinahe unbegrenzt: sie umfasst Bluthochdruck, chronische Erschöpfung, Konzentrationsschwäche, Lernprobleme, Schlafstörungen, Migräne, Muskelverspannungen, Unfalltraumata, Ängste sowie alle psychosomatischen und stressbedingten Symptome.

In belastenden Situationen verliert man leicht den Blick dafür, dass alles vorbeigeht und es nicht immer so wie im Augenblick bleiben wird. Durch eine kinesiologische Behandlung kann sich die Perspektive verschieben, Probleme bekommen einen anderen Stellenwert.

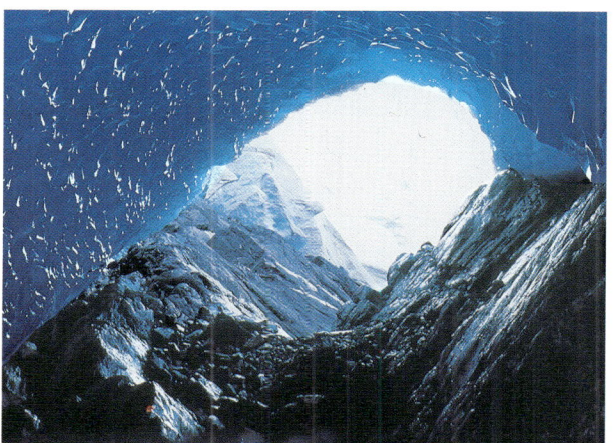

Licht am Ende des Tunnels erblicken – durch Gespräche gewinnen wir der Zukunft neue Hoffnung ab.

Energiemangel verursacht Probleme

Allgemeine Erschöpfung oder das Burnout-Syndrom ist weit verbreitet. Ein solches Syndrom (Ansammlung von verschiedenen Symptomen) bietet sich, wenn es schul-medizinisch abgeklärt ist, für eine kinesiologische Behandlung an. Es wäre interessant, dieses Phänomen nach folgenden Gesichtspunkten zu untersuchen:

▶ Welche Faktoren in meinem Leben stärken mich, welche schwächen mich?

▶ Wie kann ich mein Leben so gestalten, dass die stärkenden Einflüsse überwiegen, bzw. wie kann ich mein Energieniveau erhöhen, damit mich unabänderliche Dinge nicht länger schwächen?

Wer bei seelischen Problemen die Hintergründe aufdecken will, empfindet es meist als angenehm, wenn nicht nur geredet, sondern über die Arbeit am Körper etwas verändert wird. Angst z. B. hat häufig mit dem Blasenmeridian zu tun, der über Nacken und Rücken verläuft. Durch Behandlung dieses Meridians ist es möglich, die Angst, die einem im Nacken sitzt, loszulassen.

Typisch für Erschöpfungs-zustände: Wenn viele Muskeln schwach sind, müssen die noch funktionieren-den Muskeln mehr leisten. Je weniger Kraft wir zur Verfügung haben, desto mehr müssen wir uns anstrengen, um das tägliche Pensum zu erfül-len. Das Leben wird dann immer mühsamer.

Konkrete Lebenshilfe

Kinesiologie ist besonders geeignet zur akuten Hilfe in stressbelasteten Lebenslagen. Das kann z. B. für Eltern von kleinen Kindern zutreffen, für Studenten während der Diplomarbeit, für die Stellensuche oder für eine Beziehungskrise. Stress kann mit Hilfe der Kinesiologie auf vielfältige Weise abgebaut werden:

● Als eine Art Soforthilfe
● Als Stressabbau auf vergangene Erlebnisse hin
● Als unterstützende Maßnahme bei Dauerstress

Hilfe zur Selbsthilfe

Es gibt zwei Arten von Selbsthilfemaßnahmen in der Kinesiologie: Standardübungen, die Sie aus Büchern oder Seminaren lernen können, und individuell angepasste, in der Praxis ausgetestete Selbsthilfeprogramme, die Sie an die kinesiologische Sitzung anschließend zu Hause durchführen.

Zu den standardisierten Selbsthilfeübungen gehören:

▶ Maßnahmen zum Abbau von akutem oder chronischem körperlichem und emotionalem Stress
▶ Spezielle Gehirngymnastik für leichteres Lernen
▶ Meridianbewegungen zur Steigerung der Energie

Die Stirnhöckerübung baut Stress schnell ab

Die Stirnbeinhöcker sind wichtige Berührungs- und Reflexpunkte, die bestimmte Hirnbereiche stimulieren. Der klassische kinesiologische Stressabbau geschieht durch leichtes Berühren dieser beiden Punkte. Bei Stress spielt sich die Hauptaktivität des Gehirns im hinteren Teil ab. Von hier kommt jedoch nichts Neues. Wir reagieren nach eingefahrenen Mustern. Auf neue Lösungen und Ideen kann uns nur der Stirnlappen der Großhirnrinde bringen. Hier ist unser Kreativitätszentrum angesiedelt. Um es zu aktivieren, legen wir die Finger sanft auf die Stirnhöcker. Das sind die Wölbungen der Stirn zwischen Augenbrauen und Haaransatz. Dabei denken wir an das Problem bzw. spielen das stressauslösende Ereignis in Gedanken durch, bis die Konzentration nachlässt. Es kann eine Minute oder auch bis zu zehn Minuten dauern, bis eine spürbare Erleichterung und Beruhigung eintritt. Dann sind wir aus der Gedankenmühle befreit und können unsere Energie statt auf das Problem zu richten für seine Lösung verwenden.

Eine feinere Körperwahrnehmung und ein anderes Lebensgefühl sind das Ergebnis von einigen Minuten gezielter Übung und Aufmerksamkeit pro Tag.

Wann hilft die Stirnhöckerübung?

Die Stirnhöckerübung hilft, Energien zu wecken.

▶ Sie können damit vor dem Einschlafen den vergangenen Tag abschließen oder sorgenvolle Gedanken an den nächsten Tag loslassen.

▶ Nach einem Streit, Schrecken oder einer gefährlichen Situation ist es ratsam, sich so zu entspannen.

▶ Kinder können sie benutzen, um vor einer Klassenarbeit ihre Angst und Nervosität abzubauen.

▶ Wenn Ihr Kind nachts aufwacht und weint, weil es schlecht geträumt hat, können Sie mit ihm gemeinsam diese einfache Übung durchführen und es so beruhigen.

Durch das Berühren der Stirnhöcker geben wir über das Nervensystem den Befehl zur besseren Durchblutung unseres Kreativitätszentrums. So finden wir leichter neue Problemlösungen.

Meridianbewegungen für mehr Energie

Bestimmte Bewegungen für die einzelnen Meridiane fördern den Energiefluss im Körper. Wir wissen, dass Muskeln, Organe, Meridiane und Emotionen in Wechselwirkung stehen. Wenn wir z. B. durch die Bewegung eines Muskels den Gallenblasenmeridian aktivieren, hat das gleichzeitig eine positive Wirkung auf das Organ Gallenblase und das zugehörige Gefühlsspektrum. Die Wirkung der Meridianübungen ist vielfältig und ganzheitlich. Wir tun damit etwas für unseren Energiehaushalt, kräftigen den Organismus und stabilisieren unsere Persönlichkeit.

Übungen für alle 14 Meridiane regen die Selbstheilungskräfte an und bringen uns körperlich und emotional ins Gleichgewicht. Wir können austesten, mit welchen Übungen sich jeder ganz gezielt stärken kann.

So lässt sich schnell und einfach ein individuelles Selbsthilfeprogramm zusammenstellen, das bei Erschöpfungszuständen für neue Energie und ein positives Körperempfinden sorgt.

Gehirn-Switching

Viele Menschen reagieren auf Stress mit »Switching«: Die rechte oder die linke Gehirnhälfte schaltet kurzzeitig ab, und das Verhalten ist plötzlich völlig anders.

▶ Fällt die rechte Seite aus, sind Gefühl und Intuition wie abgeschnitten. Das Handeln ist nur noch rein intellektuell, sachlich, humorlos oder auch wie besessen.

▶ Fällt die linke Gehirnhälfte aus, ist der logische Verstand nicht mehr zugänglich. Mit diesem Stressprofil neigt man dazu, den Kopf in den Sand zu stecken und vor Problemen davonzulaufen. Stellen Sie sich vor, Sie müssten unvorbereitet vor einer großen Gruppe frei eine Rede halten. Fällt Ihnen in einer solchen Situation gar nichts ein, schaltet Ihre rechte Gehirnhälfte ab. Neigen Sie jedoch dazu, eine Menge zusammenhangloses Zeug daherzureden, schaltet Ihre linke Gehirnhälfte ab.

Werden Sie unter Stress chaotisch oder phantasielos? Im ersten Fall schaltet Ihre linke, im zweiten Fall Ihre rechte Gehirnhälfte ab.

Beide Gehirnhälften anschalten

● Setzen Sie sich, atmen Sie tief durch, und entspannen Sie sich. Strecken Sie beide Arme zur Seite aus – die Handflächen sind nach vorne gerichtet.

● Stellen Sie sich in der linken Hand Ihre linke Gehirnhälfte und in der rechten Hand Ihre rechte Gehirnhälfte vor. Bringen Sie die Hände langsam zusammen, und lassen Sie die Fingerspitzen sich leicht berühren.

● Legen Sie jetzt Ihre Hände mit den Fingerspitzen aneinander in den Schoß. In dieser Position können sich Ihre beiden Gehirnhälften leicht integrieren.

● Schließen Sie die Augen, und konzentrieren Sie sich für ca. eine Minute oder länger auf Ihre Hände, bis Sie neue Energie und Klarheit und zugleich Gelassenheit in sich wahrnehmen.

Die beiden Gehirnhälften haben spezifische Aufgaben. Die linke ist für das logische, analytische Denken zuständig, die rechte für das gesamtheitliche Denken in Bildern.

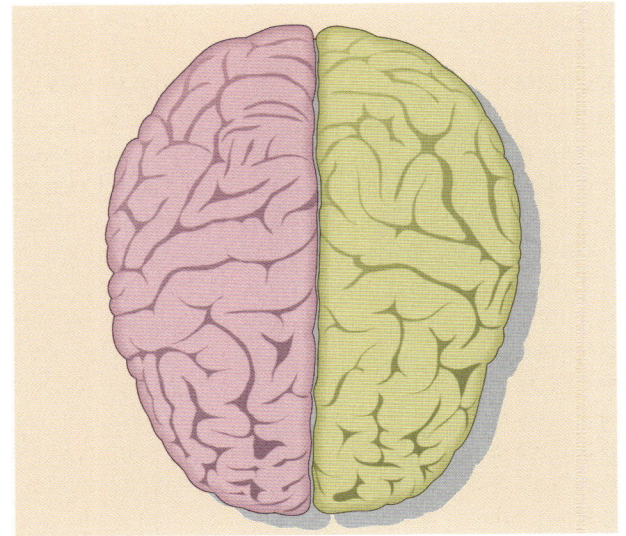

Ungestörter Energiefluss im Gehirn

Nur wenn beide Gehirnhälften spielend zusammenarbeiten, können wir alle unsere Fähigkeiten einsetzen und mit Leichtigkeit Neues aufnehmen, verarbeiten und behalten.

Echte Kreativität ist dann gegeben, wenn beide Gehirnhälften gut aufeinander abgestimmt sind. Bei dieser Integration von linker und rechter Gehirnhälfte haben wir jederzeit Zugang zu Gefühl und Verstand und verfügen über unsere vollen kreativen Fähigkeiten.

Wer hauptsächlich mit einer Gehirnhälfte durchs Leben geht, lebt einseitig. Linksdominante Menschen sind in der Hauptsache intellektuell ausgerichtet. Das Gefühlsleben kommt dabei zu kurz, und sie fühlen ihren Körper nicht. Rechtsdominante Menschen führen ein rein gefühlsmäßig orientiertes Leben. Sie sind schnell entflammt, fällen Entscheidungen nur intuitiv, sind verspielt und eher verträumt. Bei zu großem Druck flüchten sie aus der Realität, im Extremfall durch Krankheit oder Depression.

Echte Gesundheit statt Symptomfreiheit

Im westlichen Denken werden einzelne Körperteile als getrennt voneinander betrachtet. Wir denken symptomorientiert. Sobald die Beschwerden nachlassen oder verschwinden, denken wir, wir seien gesund. Doch das ist oft ein Trugschluss. Die traditionelle chinesische Medizin geht von der Einheit des Körpers und der Wechselwirkung seiner Teile untereinander und mit der Umwelt aus. Entsprechend orientiert sich Kinesiologie nicht an Symptomen, sondern am individuellen Menschen in seiner Ganzheit. Therapeuten, die kinesiologisch behandeln, bekämpfen nicht Symptome wie Kopfschmerzen, Allergien oder hohen Blutdruck. Ihr Ziel ist immer Gesundheit im Sinn von Gleichgewicht auf allen Ebenen – Körper, Seele und Geist.

Im Lauf der kinesiologischen Sitzungen wandelt sich oft die Einstellung zum eigenen Körper. Er wird nicht länger als Feind oder als Last betrachtet, sondern als etwas Kostbares, das zu pflegen sich lohnt.

Jeder kann Muskeltesten sinnvoll einsetzen

Anfangs wurde Kinesiologie vor allem vorbeugend eingesetzt. Der Grundgedanke war, dass Familienmitglieder und Freunde sich damit gegenseitig behandeln und etwas Gutes für ihre Gesundheit tun. Auf diese Weise können sie in einem frühen Stadium Ungleichgewichte in Energie und Muskeln aufdecken und korrigieren. Sie können sich helfen, Stressfaktoren in der Wohnung oder am Arbeitsplatz auszutesten und, wenn möglich, anders zu gestalten. Ist das nicht möglich, können sie die eigene Lebensenergie so erhöhen, dass diese äußeren Umstände keine gesundheitlichen Störungen mehr auslösen. Interessierte können lernen, mit leichten Übungen bei sich und anderen Stress leicht und schnell abzubauen. So können sie auch ihre Kinder früher an ein gesundes Leben heranführen.

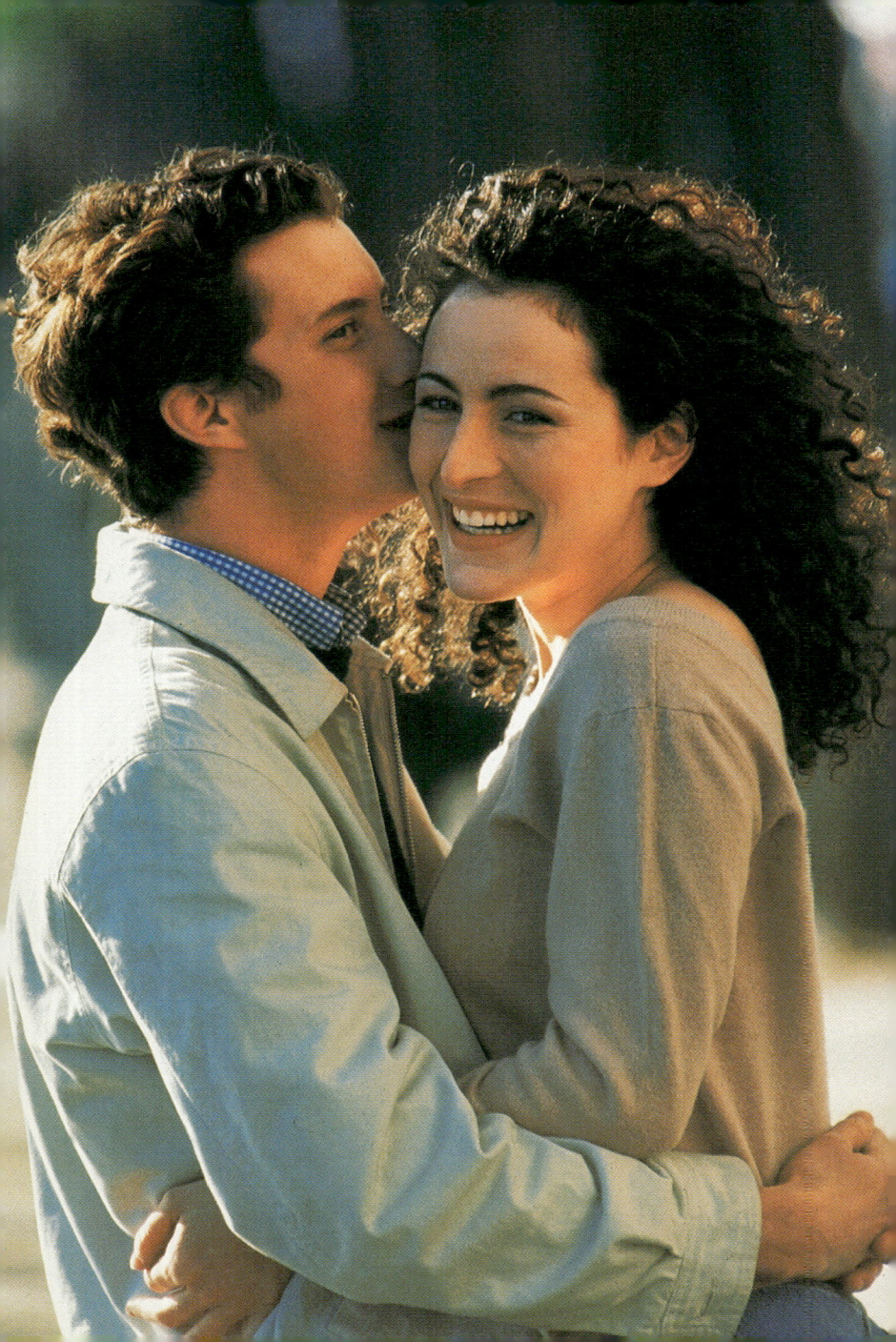

Probleme, bei denen Kinesiologie hilft

In einer kinesiologischen Sitzung oder durch kinesiologische Übungen zu Hause kann sich im Bewusstsein eines Menschen viel bewegen. Wir neigen manchmal dazu, in schwierigen Situationen oder Konflikten unsere Kraft zu vergessen. Eine Balancierung mit Kinesiologie hilft, die Aufmerksamkeit wieder zu sich und der eigenen Kraft zurückzubringen.

Stress in Partnerschaft und Familie

Die Ursachen für Probleme in Familie und Partnerbeziehungen sind so komplex wie jeder einzelne Mensch. Oberflächlich gesehen, bilden oft belanglose Dinge Zündstoff für Konflikte. Die Ursachen liegen meist tiefer: z. B. das Gefühl, vom Partner nicht anerkannt oder unterstützt zu werden, oder die Sorge, das unordentliche bzw. faule Kind könnte später im Leben versagen.

Um für sich einen Weg aus dem Dilemma zu finden, kann es notwendig sein, professionelle Hilfe in Anspruch zu nehmen. Dabei ist es notwendig, auf mehreren Ebenen zu arbeiten:

▶ Stress abzubauen und Standpunkte zu überprüfen
▶ Hintergründe eines Problems aufzudecken
▶ Tiefer liegende Glaubenssätze zu erforschen und positiv zu verändern
▶ Die eigene Vorstellung vom anderen loszulassen
▶ Klar zu werden in der Kommunikation mit anderen
▶ Konkrete Lösungen für Konflikte zu finden

Auch glückliche und funktionierende Beziehungen können in Phasen verstärkter Belastung an ihre Grenzen gebracht werden.

Eine liebevolle Beziehung am Leben zu erhalten ist harte Arbeit. Das Glück wird niemandem in den Schoß gelegt.

Was kann die Kinesiologie bewirken?

Die Erfahrung zeigt, dass Einzelbehandlungen zu Paar-
oder Familienproblemen sinnvoll sind, wenn es darum
geht, eine neue Einstellung zu finden und Lösungen in
Angriff zu nehmen. Konflikte und Stress in Familie und
Partnerschaft können nicht nach Schema F gelöst werden. Nur eine individuelle, an die Besonderheit jeder
zwischenmenschlichen Beziehung angepasste Vorge-
hensweise ist der Schlüssel zum Erfolg.

**Oft besteht das
Problem darin,
dass wir den
Partner oder ein
Familienmitglied
nach unseren
Vorstellungen
formen wollen.
Das führt
zwangsläufig zu
Streit und Frust.**

Genaue Zielklärung

Oft geht es zunächst um die Frage: Was kann und muss
ich akzeptieren? Womit kann ich leben, womit nicht?
Bei Dingen, die im Augenblick unabänderlich sind, wird
mehr Gelassenheit angestrebt. Überall dort, wo Ände-
rungen möglich sind, kann die Kraft nun auf ihre Verwirklichung konzentriert werden. Bei Beziehungspro-
blemen ist es wichtig zu klären: Kann und will ich die
Beziehung retten und aufrechterhalten? Wozu bin ich
bereit, wozu nicht? Ist es eine abhängige oder ebenbür-
tige Beziehung?
Vor der kinesiologischen Behandlung sollte das Ziel der
Sitzung genau geklärt werden. Das Gefühl, hilflos einer
Situation oder einem Menschen ausgeliefert zu sein,
frisst eine Menge Energie. Manchmal staut sich sehr viel
unterschwellige Wut auf andere an. Ein Vorschlag ist in
diesem Fall, an Themen wie das Annehmen der Situation oder das Schaffen von Frieden mit dem eigenen
Leben kinesiologisch zu arbeiten und alles aufzulösen,
was dem bisher im Weg stand.
Die Energie, die bislang für endloses Hadern verbraucht
wurde, steht dann wieder zur Verfügung, um die beste-
hende Situation zu verbessern.

KONFLIKTLÖSUNG MIT KINESIOLOGIE

Konflikt	Lösungen durch Kinesiologie
Zu wenig oder unbefriedigende Kommunikation	Klarheit gewinnen und eindeutige Botschaften senden
Interessenskonflikte	Die Fähigkeit stärken, Kompromisse zu finden, mit denen alle Beteiligten leben können
Den Partner nach seinen Wünschen zurechtbiegen wollen	Die eigene Vorstellung vom Partner loslassen, akzeptieren, wie er ist
Machtkämpfe	Das Muster aufgeben, immer Recht haben zu wollen
Ärger und Streit um Kleinigkeiten	Tiefer liegende Ursachen aufdecken/lösen
Der Partner klammert	Auflösen, was davon abhält, sich Freiräume zu schaffen
Fixierung der Aufmerksamkeit auf den Partner	Den freien Fluss der Aufmerksamkeit wieder herstellen
Eigene Bedürfnisse werden ständig unterdrückt	Diese Bedürfnisse wahrnehmen und sie im Rahmen des Möglichen befriedigen
Sich nicht aufeinander einlassen	Beziehungsfähigkeit fördern
Alte Verletzungen aus Beziehungen sind nicht verarbeitet	Abbau von Altlasten und Beziehungsstress
Trennung scheint der einzige Ausweg zu sein	Erst eigene Beziehungsmuster erkennen und verändern und dann entscheiden
Mangelnde Konfliktbereitschaft	Konfliktbereitschaft und -fähigkeit erhöhen, Verlassensängste auflösen
Eifersucht	Sicherheit geben bzw. mit eigenen Ängsten umgehen lernen
Dauererschöpfung mit Kindern	Tiefenentspannung für den Stressabbau
Überforderung bei allein erziehenden Müttern oder Vätern	Energie und Kraft tanken
Schul- und Hausaufgabenstress	Gehirngymnastik für leichteres Lernen und verbesserte Konzentration

Dauerstress im Beruf

Wenn Erfolg und Zufriedenheit im Beruf eine hohe Priorität in Ihrem Leben haben, sorgen Sie dafür, dass Sie mit Stress umgehen können. Eignen Sie sich Methoden zum Stressabbau an – die Kinesiologie ist hier hervorragend geeignet.

Typische Stressfaktoren

Je nach Persönlichkeit, Berufsbild und Arbeitsstelle werden Stressfaktoren im Berufsleben unterschiedlich erlebt. Einige davon lassen sich auf folgende Nenner bringen:

Die Folge eines als unbefriedigend und frustrierend erlebten Berufslebens ist nicht selten die innere Kündigung. Der persönliche Preis dafür ist jedoch ausgesprochen hoch.

▶ Konflikte mit Kollegen und Vorgesetzten
▶ Zeit- und Leistungsdruck
▶ Überlastung
▶ Unterforderung
▶ Konkurrenzdruck
▶ Zunehmende Aggressivität in der Arbeitswelt
▶ Schlechtes Arbeitsklima
▶ Mangelnder Führungsstil
▶ Angst vor Arbeitslosigkeit

Lassen Sie Ihren Stress nicht anwachsen

Wer resigniert hat oder immer schlechter abschalten kann, ist auf dem besten Weg, seine Gesundheit zu ruinieren. Probleme und Krisen im Privatleben können die Situation verschärfen. Tritt zwischendurch keine echte Entspannung mehr ein, nimmt die Belastung zu, bis der Körper sie nicht mehr bewältigen kann. Werden diese Warnsignale nicht wahrgenommen, kann es zu vielfältigen psychosomatischen Erscheinungen kommen. Erst im äußersten Notfall nimmt sich der Körper eine Zwangspause durch Krankheit.

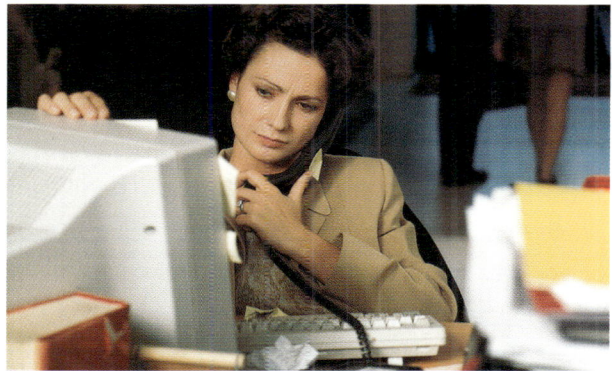

Es hilft gegen Stress, seine Aufgaben bewusst ruhig anzugehen. Ruhige, tiefe Atmung trägt ebenfalls viel zur entspannten Konzentration bei.

Typische gesundheitliche Folgen von Dauerstress sind:

▶ Kopf- und Rückenschmerzen

▶ Schulter- und Nackenverspannungen

▶ Bluthochdruck

▶ Herzinfarkt und Schlaganfall

▶ Magengeschwüre

▶ Immunschwäche

▶ Depressionen

▶ Anfälligkeit für Unfälle

Kinesiologie bei Berufsstress

Kinesiologie kann hier schnell und konkret Hilfestellung leisten. In wenigen Sitzungen wird Stress abgebaut, und die beruflichen Probleme können in einem anderen Licht betrachtet werden.

▶ Kollegen, Chef, Kunden werden neu bewertet.

▶ Leistungsdruck kann besser verarbeitet werden.

▶ Tiefenentspannung weckt Kreativität und Vitalität.

▶ Sie lernen, selbst in jeder Situation für Entspannung zu sorgen.

▶ Eine positive Lebenseinstellung bewirkt eine andere Ausstrahlung und damit ein positives Feedback.

Das beste Mittel gegen beruflichen Stress ist die Liebe zum Beruf. Im Alltags- und Existenzstress kann diese Liebe manchmal verloren gehen. Kinesiologie kann Sie dabei unterstützen, in Ihrem Berufsleben zufrieden und erfolgreich zu sein.

Psychosomatische Beschwerden

Krankheit entsteht nicht von heute auf morgen. Die meisten Krankheiten haben eine lange Entstehungsgeschichte. In vielen Fällen lässt sich das leicht zurückverfolgen. Herzinfarktpatienten berichten z. B. von Ziehen im linken Arm, von chronischer Überlastung und viel Stress und Ärger in ihrem Leben. Risikofaktoren wie Rauchen, einseitige Ernährung, zu viel Alkohol und zu wenig Bewegung tun ein Übriges. Die Krankheit bricht in dem Moment aus, in dem das Maß voll ist.

Idealerweise wird Kinesiologie eingesetzt, um Ungleichgewichte aufzudecken, bevor sie sich als körperliche Symptome oder Krankheiten manifestieren.

In unserer Gesellschaft wird körperliche Krankheit akzeptiert. Es ist normal, aus diesem Grund vom Arbeitsplatz fernzubleiben. Psychische Probleme haben nicht den gleichen Stellenwert. Oder können Sie sich vorstellen, dass Ihr Kollege wegen Trauer, Einsamkeit oder Verzweiflung krank geschrieben wird? Bekommt er in seiner labilen Gefühlslage aber ein schwaches Immunsystem und wird anfällig für Krankheiten, hat er einen triftigen Grund, um auszufallen. Oft besteht keine Veranlassung, etwas im Leben zu ändern, bis körperliche Beschwerden auftreten.

Krankheit als Anlass zur Veränderung

Medikamente, die lediglich die Symptome unterdrücken, helfen nur kurzfristig. Wer auf Dauer gesund werden möchte, kommt nicht umhin, sich mit den Signalen seines Körpers auseinander zu setzen. Mit dem Muskeltest finden wir in der Kinesiologie heraus, wo es hakt. Wir gehen dabei ganzheitlich vor, decken Ungleichgewichte jeglicher Art auf und behandeln sie. Das können Funktionsstörungen einzelner Organe oder Muskelverspannungen, aber auch Energiestörungen, Allergien oder eine negative Lebenseinstellung sein.

Angstzustände und Phobien

Angst gehört zum Leben und hat Sinn, solange sie uns schützt oder motiviert. Bei immer mehr Menschen ist diese Funktion jedoch außer Kontrolle geraten. Angst wird zum Grundgefühl ihres Alltags. Irrationale Ängste können sich auf fast jeden Aspekt des Lebens beziehen und es regelrecht zur Hölle machen: Angst vor offenen Plätzen, Brücken, Fahrstühlen, vor dem Fliegen, vor öffentlichen Auftritten usw. Auch wenn die Betroffenen wissen, dass ihre Reaktion überzogen ist und in keinem Verhältnis zur Realität steht, haben sie vom Verstand her keine Möglichkeit, ihr Verhalten zu ändern.

Dr. Roger Callahan, ein kinesiologisch arbeitender Psychologe und Experte auf dem Gebiet der Phobiebehandlung, wies in einer Studie nach, dass bei Angst der normale Energiefluss im Körper unterbrochen wird. In den meisten Fällen sind immer die gleichen Meridiane gestört: Magen-, Blasen- und Nierenmeridian, relativ häufig auch der Milz-Pankreas-Meridian.

Angst führt unmittelbar zu einer Störung des Energieflusses. Dieses Phänomen macht sich die Kinesiologie in umgekehrter Richtung zunutze. Durch gezieltes Balancieren der Energiestörung verringern sich die Angstgefühle schnell.

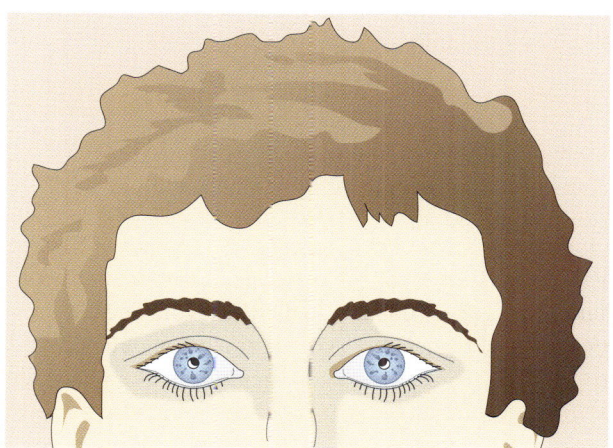

Zwei Punktepaare, die bei Angstzuständen behandelt werden können, liegen unter den Augen und in den inneren Augenwinkeln.

Auf dieser Basis entwickelte Callahan eine wirksame Phobiebehandlung. Die Energieblockaden, die durch die Phobie entstehen, werden durch rhythmisches Klopfen bestimmter Akupunkturpunkte gelöst. Die Behandlung lässt sich leicht nachvollziehen und hat keine Nebenwirkungen. Wenn die Körperenergien in Balance gebracht werden, wirkt sich das auf das seelische Erleben aus: Der Erfolg der Behandlung ist sofort spürbar.

Kinesiologischer Abbau von Stress funktioniert auch dann, wenn keine Erinnerung ins Bewusstsein gelangt. Der Körper hat alle wichtigen Informationen reaktiviert. Vielleicht stellt sich in den nächsten Tagen eine Erinnerung ein, oder ein Traum verschafft Klarheit.

SELBSTHILFE – ANGST ABBAUEN

Diese Übung umfasst die bei Ängsten am häufigsten betroffenen Meridiane Magen, Blase, Nieren, Milz-Pankreas. Durch das rhythmische Klopfen der Akupunkturpunkte wird die Energie in diesen Meridianen positiv beeinflusst. In vielen Situationen ist diese Übung eine wirksame Soforthilfe.

● Schließen Sie die Augen, und machen Sie es sich so bequem wie gerade möglich. Dann beginnen Sie mit dem Klopfen der vier Punktepaare. Der Punkt Magen 1 liegt in der Mitte unter den Augen, Blase 1 am inneren Augenwinkel (siehe Abbildung vordere Umschlaginnenseite), Niere 27 unterhalb des Schlüsselbeins neben dem Brustbein und Milz-Pankreas 21 an der Außenseite der Brust zwischen der sechsten und siebten Rippe.

● Klopfen Sie jedes Paar ca. eine halbe Minute lang leicht mit zwei oder drei Fingern, während Sie an Ihre Angst denken. Vielleicht stellen Sie fest, dass ein Punktepaar bei Ihnen besonders wirksam ist. Dann klopfen Sie an dieser Stelle etwas länger.

● Nehmen Sie Veränderungen in Ihren Gedanken und Gefühlen wahr. Verlängern Sie bei Bedarf das Klopfen, bis Sie sich leichter fühlen und Ihre Energie nicht mehr durch die Angst geschwächt wird.

Folgen von Unfällen

Unfälle im Straßenverkehr, im Haushalt oder beim Sport sind einschneidende Ereignisse. Der Gang des normalen Lebens wird abrupt unterbrochen. Zu den körperlichen Schmerzen kommt die seelische Belastung. Schrecken, Angst, Panik oder Entsetzen sind tief im Körper verwurzelt.

Während der Genesungszeit wird der Vorfall wieder und wieder in Gedanken durchgespielt. Irgendwann sind die Wunden verheilt, und der normale Lebensablauf wird wieder aufgenommen. Alles ist beim Alten. Oder doch nicht ganz?

Die Folgen eines Unfalls wirken lange nach

Rückenschmerzen, Beckenschiefstand oder Muskelverspannungen können ihre Ursachen in lange zurückliegenden Ereignissen haben. Ungleichgewichte im Zusammenspiel der Muskeln und der emotionale Stress, der sich im Muskelzustand widerspiegelt, sind bestehen geblieben. Die fest sitzende Angst führt oft zu Verkrampfungen, die neue Unfälle begünstigen.

Der Unfall ist im Körper gespeichert

Der Körper erinnert sich an die Haltung, die er einnahm, als ein Unfall oder Sturz passierte. Der Stress in dieser Position und einzelne zu ihrem Schutz abgeschaltete Muskeln sind abrufbar. Selbst wenn der Verunglückte zum Zeitpunkt des Unfalls nicht bei Bewusstsein war, sind alle Informationen über die beteiligten Muskeln im Körpergedächtnis gespeichert.

Normalerweise muss sich bei der Anspannung eines Muskels sein Gegenspieler entspannen, d. h. länger werden, damit die Bewegung überhaupt möglich ist. Sie

Wenn Angst nach einem Unfall nicht behandelt wird, kann dies dazu führen, dass bestimmte Dinge ganz vermieden werden. Dadurch wird das Leben oft erheblich eingeschränkt.

können das leicht nachvollziehen. Spannen Sie Ihren Bizeps an, entspannt sich der Trizeps an der Rückseite des Oberarms. Unfälle oder zu starke Belastungen können dieses Wechselspiel zwischen Muskelgruppen und ihren Gegenspielern beeinträchtigen. Wir nennen dieses Phänomen reaktive Muskeln.

Anzeichen dafür sind Schmerzen oder Zuckungen. Mit der Kinesiologie können diese gestörten Reaktionen korrigiert werden, und die Muskeln kehren zu ihrem normalen Wechselspiel zurück. Muskeln, die abgeschaltet wurden, nehmen ihre ursprüngliche Funktion wieder auf. Das körperliche Gleichgewicht wird dadurch wiederhergestellt.

In der Bach-Blüten-therapie hilft die Gefleckte Gauklerblume (Mimulus) gegen konkrete Ängste im täglichen Leben. Die Blüte Aspen, die Zitterpappel, wird bei vagen Ängsten und Vorahnungen eingesetzt.

Unfallfolgen bewältigen mit Kinesiologie

In der Kinesiologie behandelt man Unfallfolgen auf drei Ebenen: Der Stress wird gelöst, Angst abgebaut und das natürliche Muskelspiel wiederhergestellt. Die Körpererinnerung an den Unfall wird gelöscht. Bestimmte kinesiologische Übungen weisen Wege zu Ruhe und Gelassenheit, mit denen Sie sicher durchs Leben gehen.

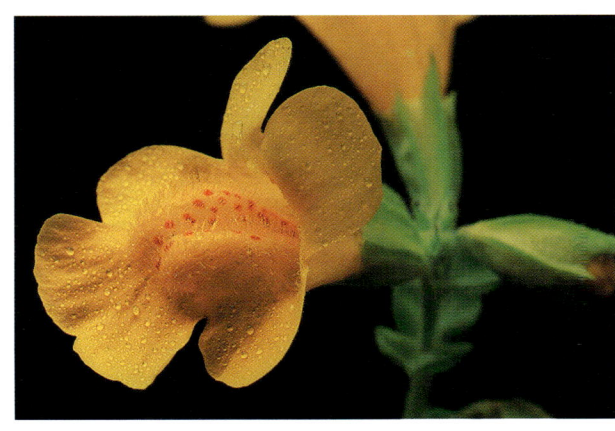

Die Gefleckte Gauklerblume, die in der Bach-Blütentherapie gegen Ängste eingesetzt wird.

Krisen – Wendepunkte im Leben

Krisen sind Zeiten des Umbruchs. Sie können ausgelöst werden durch Trennung vom Partner, Scheidung, Tod eines nahe stehenden Menschen, Krankheit, Verlust des Arbeitsplatzes oder sonstige radikale Veränderungen der Lebensumstände.

Das Gefühl von Machtlosigkeit

Krisen werden häufig als Phasen erlebt, in denen man sich hilflos fühlt. Dies trägt zur Verschlimmerung der Situation bei und wirkt wie ein Teufelskreis. Immer weniger Energie steht zur Verfügung, um die Lage zu meistern. Die Probleme werden riesengroß, keine Lösung ist in Sicht, und die eigene Kraft wird aufgezehrt durch Phantasien von Situationen, die schief gehen – bis hin zur Katastrophe.

Wege aus der Krise – Akzeptanz üben

Wenn Veränderungen unerwünscht sind – z. B. Alleinsein nach dem Verlassenwerden oder Tod des Partners, ungewollte Schwangerschaft, Arbeitsplatzverlust –, werden sie schmerzvoll und mit Widerstand erlebt. Sie rufen Ängste hervor und lähmen. Sind Veränderungen absichtlich herbeigeführt – z. B. das Alleinsein nach der Befreiung aus einer unbefriedigenden Beziehung, eine gewollte Schwangerschaft oder der Abbruch einer ungewollten, Arbeitsplatzwechsel als Herausforderung –, lösen sie Freude und Neugier aus und geben Energie. Der erste Schritt aus der Spirale von Schmerz und Widerstand ist daher zu akzeptieren, was ist. Keine Flucht in Drogen, Jammern oder Ignorieren führt letzten Endes daran vorbei, die Situation so anzunehmen, wie sie jetzt ist.

Das chinesische Wort für Krise setzt sich aus zwei Schriftzeichen zusammen, von denen das erste (»Gefahr«) den negativen, das zweite (»Chance«) den positiven Aspekt bezeichnet.

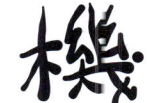

Krise als Chance

Alte Strukturen müssen sich auflösen, damit Platz für Neues entstehen kann. Trennungen und Scheidungen sind manchmal notwendig, um die persönliche Weiterentwicklung zu ermöglichen und Raum für neue Beziehungen zu schaffen. Alleinsein kann durchaus auch als Chance und Vorstufe zu einer gesunden Partnerschaft verstanden werden. Verantwortung zu übernehmen befreit die vorhandenen inneren Kräfte. Eine Krise kann der Durchbruch zu einem völlig neuen Lebensstil sein. Warten Sie nicht, bis ein anderer Ihre Probleme löst. Hoffen Sie nicht allein darauf, dass sie sich vielleicht von selbst erledigen. Stellen Sie sich Ihren Problemen! Besinnen Sie sich auf Ihre besonderen Fähigkeiten, Ihr Wissen, Ihre Erfahrung, Ihre Persönlichkeit. Tanken Sie bei Ihren eigenen Kraftquellen die Energie und das Vertrauen in sich selbst, die Sie brauchen.

Krisen können zu einer Lebensqualität führen, von der Sie mitten in der Krise noch nichts ahnen. Eine überwundene Krise verwandelt sich in einen Erfolg, und die gewonnen Einsichten begleiten Sie stärkend auf dem Lebensweg.

KINESIOLOGISCHE UNTERSTÜTZUNG

Kinesiologische Krisenbegleitung leistet ganz konkret:
- Abbau von Ängsten und Horrorvorstellungen
- Stressabbau zu traumatischen Erlebnissen
- Akzeptanz der jetzigen Situation
- Rückbesinnung auf die eigenen Kräfte und Fähigkeiten
- Ausrichtung auf neue Ziele
- Tipps zur Selbsthilfe in kritischen Momenten
- Energiegewinnung
- Stärkung des Selbstwertgefühls

Wer sich schwer tut, alle diese Punkte allein in die Tat umzusetzen, ist gut beraten, professionellen Beistand aufzusuchen.

Die persönliche Weiterentwicklung

Während bei Krisen aller Art der Anstoß, etwas zu verändern, von außen zu kommen scheint, ist der Wunsch nach Persönlichkeitsentwicklung eher ein starkes Drängen von innen. Dabei geht es um die Frage: Wer bin ich, wenn ich frei von allen selbst gesetzten Grenzen und Beschränkungen bin, wenn ich alle meine »Ich kann nicht«- und »Ja, aber«-Vorbehalte aufgelöst habe? Das Ziel ist, authentisch zu sein und zu leben. Das bedeutet, sich selbst jetzt mit allen Unzulänglichkeiten anzunehmen und gleichzeitig weiter an sich zu arbeiten.

Wie finde ich zu mir selbst?

Authentisch sein heißt, dass Worte und Körpersprache dieselbe Botschaft senden. Jeder Mensch sendet ununterbrochen nonverbale Signalen aus: durch die Art und Weise, wie er geht, steht, sich bewegt oder auch nicht bewegt, durch Tonfall und Lautstärke der Stimme, durch den Ausdruck in den Augen und im ganzen Gesicht. Es würde nun wenig helfen, die Körpersprache zu analysieren und sich gezielt eine neue anzueignen. Verhaltensmuster, die der Mimik und Haltung eines Menschen zugrunde liegen, würden sich auf andere Weise Ausdruck suchen. Ein innerlich zutiefst unsicherer Mensch, der sich eine sicher wirkende Körpersprache antrainiert, wirkt unglaubwürdig. Viele Beziehungsprobleme erledigen sich, wenn alle Beteiligten authentisch sind. Vorwürfe werden überflüssig, sobald jeder die Verantwortung für seine Gefühle übernimmt. Wenn wir aufhören, bewusst oder unbewusst Gegenleistungen zu erwarten, kann sich kein unterschwelliger Groll anstauen. Ein klares Nein ist ehrlicher als ein Ja aus Angst, Nein zu sagen. Und es wird auch eher akzeptiert.

Anstatt Glück von äußeren Dingen oder Ereignissen abhängig zu machen, kann jeder es herbeiführen, indem er lernt, sein inneres Erleben selbst zu steuern.

Praktische Entscheidungshilfe

Für manche Menschen ist die Möglichkeit zu wählen eher Last denn Chance. Wie kommt das?

▶ Entscheidungsschwäche hat viel mit Angst zu tun, mit Angst vor Unbekanntem und Ungewissem.

▶ Es fehlt ihnen an Klarheit.

▶ Sich entscheiden hat mit Verantwortung zu tun.

▶ Wahlmöglichkeiten erscheinen unattraktiv.

▶ Sie sind nicht bereit, etwas dafür zu tun.

▶ Sie wollen auf nichts verzichten.

Wenn Entscheidungen schwer fallen

Wir treffen immer eine Wahl, auch wenn wir passiv bleiben. Wir entscheiden auch durch Nichtentscheiden. Die Dinge laufen dann eben einfach so weiter, oder andere Menschen treffen die Entscheidung für uns oder über uns. Wie auch immer, wir geben damit auf jeden Fall Macht über unser Leben ab. Wer alles auf sich zukommen lässt, ist wie ein treibendes Boot im Meer. Die eine Welle spült ihn hierhin, die andere dorthin.

Wenn Sie auf ein Ziel hin leben, fliegen Ihnen auf Schritt und Tritt Informationen zu, die Sie zur Verwirklichung brauchen – vorher haben Sie daran vorbeigesehen.

Wenn wir Entscheidungen zu treffen haben, fühlen wir uns manchmal, wie wenn wir auf einem Grat entlang gingen. Kinesiologie kann die Ängste lösen und damit den Weg zu einer bewussten Entscheidung frei machen.

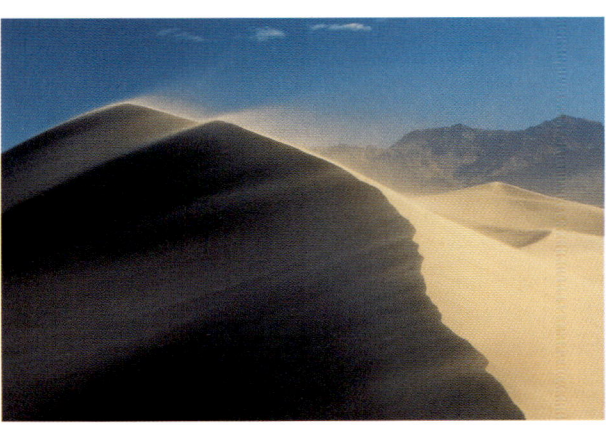

Die Freiheit der Wahl

Machen Sie Inventur, fragen Sie sich: Wie sieht mein Leben aus? Bin ich mit meiner Lebensform einverstanden? Oder möchte ich eigentlich ganz anders leben? Wenn Sie zufrieden sind: herzlichen Glückwunsch!
Falls bestimmte Lebensbereiche nicht Ihren Wünschen entsprechen oder Sie schon immer ein anderes Leben führen wollten, haben Sie die Wahl: Finden Sie sich mit den Umständen ab? Oder ändern Sie sich und schaffen die Umstände, die Sie sich wünschen?

Kinesiologie als Entscheidungshilfe

Entscheiden Sie sich, wie Sie wollen, und räumen Sie Ihre inneren Widerstände aus. Es gibt lernbare Techniken, um sich auf Ziele auszurichten und mit Zweifeln umzugehen. Kinesiologie ist dabei ein sehr effektiver Weg. Der Muskeltest nimmt Ihnen die Entscheidung nicht ab. Natürlich kann man testen »Ich will …« oder »Ich will nicht …«. Das Ergebnis ist sehr aufschlussreich als Momentaufnahme. Ein starker Muskel bedeutet jedoch nur, dass bei der Vorstellung dieser Möglichkeit nichts Ihre Energie schwächt. Ein schwacher Muskel zeigt, dass allein der Gedanke daran bewusst oder unbewusst deutliches Unbehagen in Ihnen auslöst.
Sehr sinnvoll ist Muskeltesten jedoch, um herauszufinden, was bei der Vorstellung möglicher Alternativen Stress verursacht, um ihn dann ganz gezielt abzubauen. Dabei richten Sie Ihre Aufmerksamkeit auf ein Detail nach dem anderen oder eine Szene nach der anderen in Ihrem inneren Film. Ein schwacher Muskel zeigt Ihnen ganz deutlich, womit Sie sich schwächen. Wenn Ängste und negative Erwartungshaltungen abgebaut sind, können Sie Entscheidungen wirklich frei treffen.

Für eine intensive Analyse Ihrer derzeitigen Situation brauchen Sie Abstand im wörtlichen Sinn. Durchbrechen Sie also öfter den Alltagstrott. Gut erholt werden Sie vieles klarer und gelassener sehen.

Prüfungen und Vorstellungsgespräche

Prüfungen und Vorstellungstermine sind mitunter von ausschlaggebender Bedeutung für den weiteren Verlauf des Lebens. Sie können die Tür öffnen für den Traumjob und ein zufriedenes, erfülltes Berufsleben. Misserfolge können aber auch Chancen verbauen, die erträumte Karriere verpatzen und ein Trauma hinterlassen.

So ist es kein Wunder, dass die Angst vor einem wichtigen Termin oft mit Horrorvorstellungen verbunden ist: übel wollende Prüfer bzw. Gesprächspartner, totales Blackout – oder ähnliche Bilder der Phantasie.

Bringen Sie sich mit Kinesiologie in Bestform – sowohl was die inhaltliche Vorbereitung als auch was Ihr Auftreten während der Prüfung betrifft.

Konkrete Ziele

Wie immer in der Kinesiologie ist schon hinsichtlich der inhaltlichen Vorbereitung die genaue Zielformulierung wichtig. Wo liegt Ihr Problem? Vielleicht sind Sie sicher und konzentriert, arbeiten aber zu langsam. Oder Sie bewältigen den Prüfungsstoff schnell, übersehen aber Flüchtigkeitsfehler. Neigen Sie im entscheidenden Mo-

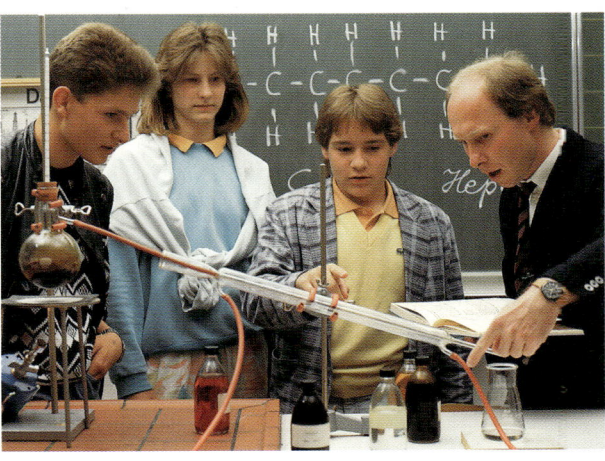

Fühlen Sie sich vor Prüfungen immer noch wie ein Kind vor einem Test in der Schule? Das können Sie leicht ändern.

ment zu einem völligen Blackout? Oder reden Sie einfach drauflos, um Ihr Gegenüber zu beeindrucken? Je besser Sie Ihre Stärken und Schwächen kennen, desto gezielter kann in der kinesiologischen Behandlung vorgegangen werden.

In der kinesiologischen Sitzung analysieren wir zuerst das innere Bild von der Prüfungssituation. Um stressbeladene Vorstellungen zu entschärfen, testen wir die passenden Behandlungsschritte aus. Dabei finden wir vielleicht heraus, dass eine gescheiterte Führerscheinprüfung ein Trauma hinterlassen hat. Wir testen dann aus, welche ausgleichenden Maßnahmen der Körper braucht, um diesen Stress loszulassen. Wenn alle Stressfaktoren bearbeitet sind, kann das Ziel klar ausgesprochen werden, und der Muskel testet stark. Der innere Film über die Prüfung sieht nun ganz anders aus und hat eine aufbauende Wirkung.

Verbessern Sie Ihre Ausstrahlung

Bei der Vorbereitung auf einen Vorstellungstermin gehen wir ähnlich vor. Wir überprüfen dann: Ist Ihre Aufmerksamkeit auf Erfolg gerichtet? Stellt der Gedanke, diese Stelle anzunehmen, eine positive Herausforderung für Sie dar? Oder sind Sie voller Zweifel, ob Sie der Aufgabe gewachsen sind? Sind Sie sicher, dass Sie diese Stelle wirklich wollen? Ein erfreulicher Nebeneffekt einer erfolgreichen Prüfung oder eines gelungenen Vorstellungsgesprächs ist, dass Ihre Selbstsicherheit wächst. Sie sind danach um eine positive Erfahrung reicher und gehen mit einem guten Gefühl in weitere Prüfungen. Sie wissen, dass Sie es können. Lernen Sie mit Kinesiologie, wie Sie sich vor einem Termin zentrieren und in Bestform bringen können, und bauen Sie Stress zuvor ab.

Entscheidend für Ihre Ausstrahlung ist Ihre innere Einstellung zum Leben, zu sich selbst und zu anderen Menschen, zu Chancen und Herausforderungen.

Erfolgreiche Gewichtsabnahme

Für viele Menschen ist das Abnehmen eine sehr stress-beladene Angelegenheit. Abmagerungskuren führen meist nicht zu dauerhaftem Gewichtsverlust. Auch wenn mit mehr oder weniger Mühe eine Diät strikt durchge-halten wird, überwiegt in der Zeit danach wieder die Esslust, alte Gewohnheiten und Gelüste brechen durch. Fazit: Der Zeiger auf der Waage klettert wieder nach oben.

Wichtig für eine dauerhafte Gewichts-reduzierung ist Folgendes: mentale Pro-grammierung, Stärkung des Selbstwert-gefühls und Erwecken von Freude am eige-nen Körper.

So hilft Kinesiologie beim Abnehmen

- Ihr schlanker Körper wird zum leuchtenden Vorbild.
- Sabotageprogramme (siehe Seite 62ff.), die Abneh-men verhindern, lösen sich auf.
- Gesundheit und Schönheit stehen vor Völlerei.
- Die Aufmerksamkeit wird vom Essen und Trinken auf Ihr Ziel hin gelenkt.
- Die gesamte Energie wird auf Ihren Wunsch, sich wohl zu fühlen, ausgerichtet.
- Selbstliebe und -annahme werden gestärkt.
- Stress aus früheren Diätkuren wird abgebaut.
- Die Gewissheit entsteht, es mit Leichtigkeit zu schaffen.
- Bedürfnisse werden statt durch Essen auf andere Weise erfüllt.
- Essgier wird besiegt.
- Bewegungs- und Energieübungen stärken den Körper.
- Entschlacken wird durch Anregung des Lymphflusses erleichtert.
- Stärkende und schwächende Nahrung kann aus-getestet werden.
- Versteckte Allergien kommen ans Tageslicht.
- Starke Muskeln lassen Bewegung zur Freude werden.

Allergien

Der Begriff »Allergie« kommt aus dem Griechischen und setzt sich aus den Wörtern »allos« = anders und »ergon« = Reaktion zusammen. Wörtlich bedeutet er eine veränderte Reaktionsbereitschaft des Körpers auf eine Substanz.

Beim Kontakt mit diesem Stoff, der als Antigen bezeichnet wird, produziert das Immunsystem Eiweißstoffe, die so genannten Antikörper. Diese verbinden sich mit dem allergieauslösenden Stoff, der dadurch geschwächt oder zerstört wird. Unangenehme Begleiterscheinungen dieser chemischen Reaktion sind allergische Symptome wie beispielsweise Juckreiz, Rötungen, Schwellungen, Schleimabsonderungen oder Niesanfälle. Bei vielen Unverträglichkeiten, z. B. von Nahrungsmitteln, kommt es allerdings nicht zu der klassischen Antigen-Antikörper-Reaktion. Trotzdem rufen sie die typischen allergischen oder andere Beschwerden hervor.

Störung der Körperenergien

In der Kinesiologie betrachten wir Allergien in erster Linie als Energiestörungen. Die durch die Meridiane strömende Energie verteilt sich über Nebenkanäle in jede einzelne Körperzelle. Ein reibungsloser Energiefluss ist die Grundvoraussetzung für die in den Zellen ablaufenden biochemischen Prozesse, die somit bei einer Allergie nicht mehr richtig funktionieren.

Eine allergische Reaktion muss nicht immer mit einem Hautausschlag, triefender Nase und tränenden Augen einhergehen. Sie kann eine Vielzahl von körperlichen oder seelischen Beschwerden hervorrufen. Da sie meist nicht als solche erkannt wird, nennen wir sie versteckte oder maskierte Allergie.

Allergien können die unterschiedlichsten Auslöser haben: Nahrungsmittel, Pollen, Hausstaub – es gibt fast nichts, das bei Anfälligkeit keine Allergie verursachen kann.

Die Liste der möglichen Symptome ist unendlich. Dazu gehören Kopfschmerzen, Magen- und Darmprobleme, Muskel- und Gelenkschmerzen, Reizbarkeit, unkontrollierte Wutausbrüche, Hyperaktivität, Lernstörungen und Konzentrationsschwäche.

Allergie und Sucht

Paradoxerweise wirken häufig gerade die Nahrungs- oder Genussmittel, auf die wir glauben nicht verzichten zu können, allergieauslösend. Wenn wir z. B. immer wieder zur Schokolade greifen, weil deren Genuss ein starkes Wohlgefühl auslöst, so sind wir möglicherweise dagegen allergisch. Wohlgefühl nach dem Verzehr des Allergens beruht auf der erhöhten Ausschüttung von Stresshormonen. Adrenalin macht wach, kraftvoll und bereit zu Höchstleistungen. Die kinesiologische Testmethode für Allergien beruht auf der Tatsache, dass der

Das Nachlassen der Adrenalin- produktion be- wirkt das Fallen des Energie- pegels und dar- aufhin die Gier nach mehr, nach der nächsten Tasse Kaffee, dem nächsten Schokoriegel usw.

Komplexe Allergien

Manche Menschen sind auf so viele Nahrungsmittel allergisch, dass sie fast nichts mehr essen können. Da die meisten Allergien sich auf Hauptnahrungsmittel wie Weizen und Milch beziehen, kommt es unweigerlich irgendwann zur Erschöpfungsphase, in der die Nebennieren durch den Dauerstress der Hormonausschüttung überfordert sind. Kommen dann noch weitere erschwerende Faktoren wie ein allgemein schlechter Gesundheitszustand, psychischer Stress, Bewegungsmangel oder Giftbelastung hinzu, steht der Körper schließlich vor dem Zusammenbruch. In vielen Fällen ist der Darm mit Candidapilzen überwuchert, und das Immunsystem wird dadurch noch zusätzlich belastet.

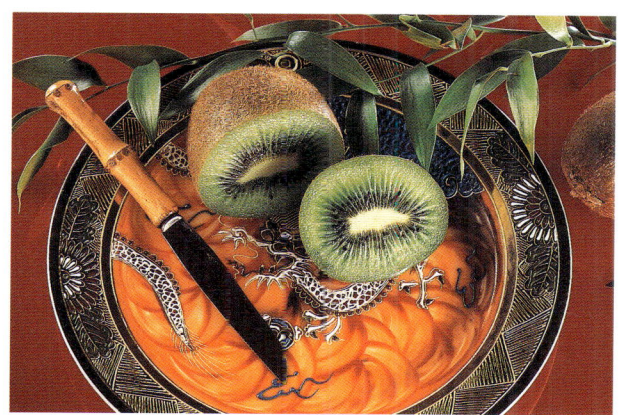

Leiden Sie an einer versteckten Allergie? Der Körper verrät beim Muskeltest, was ihm zu schaffen macht

Körper mit Energiestörungen reagiert, wenn er bestimmten Substanzen ausgesetzt ist. Jede Materie und jedes Lebewesen hat ein Energiefeld. Wird ein Teströhrchen mit einem ausgewählten Stoff an den menschlichen Körper gebracht, kommt es zu einem Kontakt zwischen zwei Energiefeldern. Der Mensch reagiert auf verschiedene Substanzen mit einer Stärkung oder Schwächung seiner Energie, wodurch auch biochemische Prozesse beeinflusst werden.

Allergiebehandlung durch Energieausgleich

Mit speziellen Muskeltests kann genau differenziert werden, welche Meridiane durch den allergieauslösenden Stoff gestört und welche Organe in Mitleidenschaft gezogen werden. Mit einer sehr sorgfältigen Energiekorrektur wird der Körper anschließend in die Lage versetzt, mit dem Allergen umzugehen. Er lernt sozusagen, beim Kontakt mit der Substanz energetisch im Gleichgewicht zu bleiben. Die Korrektur wird durch Halten oder Klopfen von Akupunkturpunkten ausgeführt. Sie wirkt sofort und ist auch sehr gut für Kinder geeignet.

Der kinesiologische Allergietest ist schnell, genau und unmittelbar nachvollziehbar. Er sollte allerdings nur von einem eigens dafür ausgebildeter Kinesiologen durchgeführt werden.

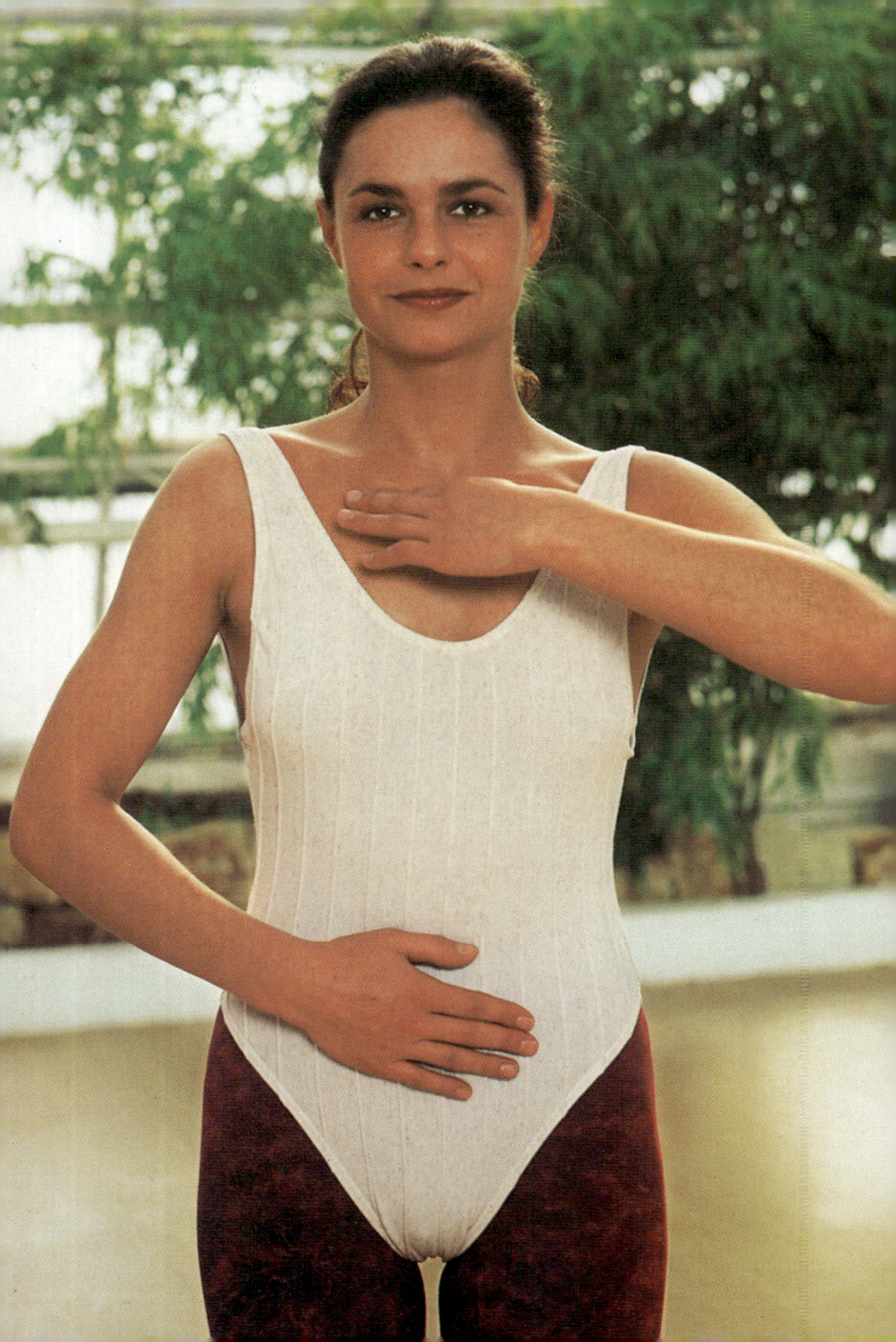

Worauf es in der Praxis ankommt

Im Unterschied zu anderen Therapieformen wird in einer kinesiologischen Sitzung jeder Behandlungsschritt mit dem Muskeltest erfragt. Die Kinesiologie geht davon aus, dass der Körper am besten weiß, was ihm fehlt, was ihm Stress verursacht und mit welchen Mitteln ein Ungleichgewicht beseitigt werden kann.

Der Muskeltest dient als diagnostisches und zugleich therapeutisches Werkzeug. Wir erfahren durch das Testen von einem starken bzw. schwachen Muskel, in welchem Gesundheitszustand sich der Körper befindet und was ihm schadet oder Energie gibt.

Mit Hilfe des Muskeltests können Sie herausfinden, was Sie stärkt und was Sie schwächt.

Vielfältige Möglichkeiten des Testens

▶ Auf Allergiebehandlung spezialisierte Kinesiologen können ohne technisches Gerät Allergien und Überempfindlichkeiten testen und behandeln.

▶ Manche Kinesiologen arbeiten mit Klängen, z. B. Stimmgabeln, die in der Tonhöhe auf die einzelnen Meridiane abgestimmt sind.

Töne beeinflussen unser Wohlbefinden positiv oder negativ und lassen sich daher in der Behandlung gezielt einsetzen.

▶ Farbiges Licht wird ausgetestet. Es wirkt ausgleichend bei Kindern und Erwachsenen.

▶ Manche Homöopathen erleichtern sich die oft langwierige Suche nach dem optimalen Mittel, indem sie die verschiedenen infrage kommenden Mittel testen.

Kinesiologie verbessert das Gespür für den eigenen Körper. Seien Sie ihm dankbar, und denken Sie daran: Er tut, was er kann.

Der Muskeltest

Es macht mir Spaß, neuen Klienten den Muskeltest zu zeigen und sie auf die vielfältigen Möglichkeiten der Kinesiologie neugierig zu machen. Wer bisher nur vom Muskeltesten gelesen oder gehört hat, erlebt etwas ganz Neues.

Der Muskeltest liefert uns Informationen, die über den bewussten Verstand hinausgehen. Durch ihn erhalten wir Zugang zum Unbewussten und zum Körpergedächtnis.

Der Test des vorderen Deltamuskels

Dieser Muskel befindet sich an der Vorderseite der Schulter. Meine Testperson und ich stehen einander gegenüber, und ich bitte sie, beide Arme im 45-Grad-Winkel nach vorne auszustrecken. Die Ellenbogen sind durchgedrückt. Ich fasse ihre Arme oberhalb des Handgelenks und erkläre ihr, dass ich gleich »halten!« sagen und anschließend die Arme leicht nach unten drücken werde. Sie soll dann leicht nach oben dagegenhalten. Normalerweise, d. h., wenn meine Testperson einigermaßen ausgeglichen ist, kann sie dem Druck standhalten. Der Muskel ist stark.

Mit einiger Übung werden Sie spüren, ob ein Muskel stark oder schwach testet. Achten Sie stets darauf, dass der gesamte Körper der Testperson entspannt ist.

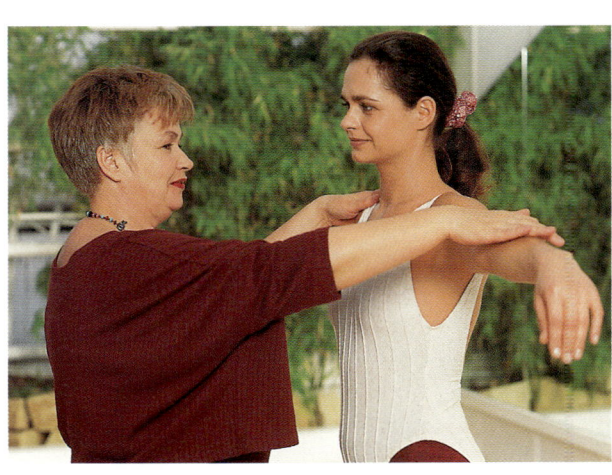

Der Namenstest

Ich bitte die Testperson, zu sagen »Ich heiße ...« und ihren Vornamen zu nennen. Der getestete Muskel reagiert meistens stark. Wenn nicht, ist mein Gegenüber gerade nicht testbar oder hat Probleme mit dem eigenen Namen. Der nächste Test lautet »Ich heiße ...« und ein beliebiger Vorname. Man nimmt einen Namen, unter dem man niemanden kennt. Es könnte sonst sein, dass man sich mit diesem Menschen identifiziert oder Stress mit ihm hat. Der Test sollte nun schwach ausfallen.

Antworten am Muskel spüren

Wenn der Unterschied noch nicht deutlich gespürt wurde, wiederholen wir diesen Namenstest oder machen mit den folgenden Probetests weiter, bis die Testperson eindeutig die Erfahrung eines starken und schwachen Muskels gemacht hat.

Der nächste Test bezieht sich auf Gedanken und Vorstellungen. Ich bitte meine Testperson, an etwas Schönes zu denken und sich ein paar Sekunden lang richtig in diese Idee hineinzuversetzen. Der Muskel reagiert stark. Dann wechseln wir zu einem Problem, aber nur einem ganz kleinen. z. B. einem Fleck auf der Hose oder einem ungeliebten Essen. Das reicht schon aus, um den Muskel schwach werden zu lassen. Um das Gleichgewicht wieder herzustellen, wiederholen wir den Test mit dem Gedanken an das Schöne. Zuletzt bitte ich meine Testperson, »Nein« zu sagen. Dies ruft in der Regel einen schwachen Muskel hervor. Wenn sie anschließend »Ja« sagt, wird er wieder gestärkt. Ich erkläre ihr, dass der Körper mir auf meine direkten Fragen mit einem starken Muskel Ja und mit einem abgeschalteten Nein signalisiert.

Es ist eine neue Erfahrung, dem Körper das Antworten durch den Muskeltest zu überlassen.

So wirkt der Muskeltest

Durch leichten Druck auf den Muskel und die Dehnung seiner Spindelzellen wird ein Reflex im Rückenmark ausgelöst, der ihn sich wieder zusammenziehen lässt. Wir nehmen den Muskel als stark wahr. Bei fehlendem Reflex, ausgelöst durch Stressfaktoren, fällt der Test schwach aus. Sehr einleuchtend ist auch die Erklärung nach dem Energiemodell der traditionellen chinesischen Medizin. Es lässt sich leicht an der Abbildung des Akupunktursystems (siehe unten) nachvollziehen. Ein starker Muskel im Test ist ein Zeichen für einen ungehinderten Energiefluss. Ein schwaches Testergebnis beim Muskeltest lässt darauf schließen, dass der Muskel in diesem Augenblick nicht mit Energie versorgt wird. Er kann seine normale Kraft nicht entfalten, so wie eine Lampe nicht leuchtet, wenn die Stromzufuhr abgeschaltet ist. Teste ich einen Muskel bei freiem Energiefluss, wie dies bei positiven Gedanken und Vorstellungen, dem Wort »Ja« oder dem eigenen Vornamen der Fall ist, kann er seine normale Kraft entfalten.

Testet man einen Muskel unter Stresseinwirkung, wird seine Energieversorgung unterbrochen. Er kann dann nicht normal reagieren und schaltet ab.

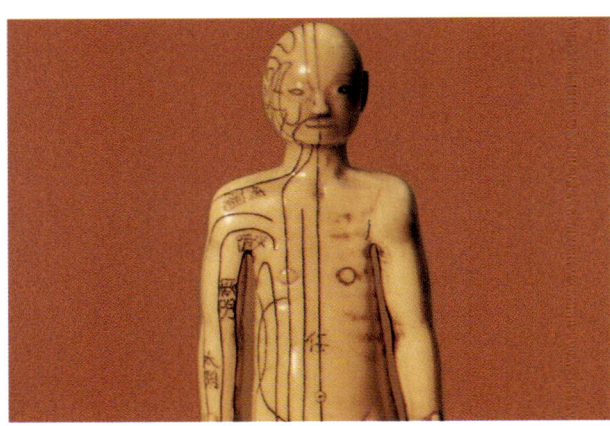

In der chinesischen Medizin dienten kleine Elfenbeinfiguren als praktische Hilfen für das Aufspüren von blockierten Energiebahnen.

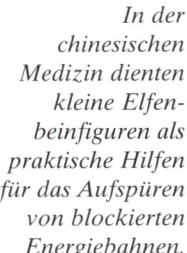

Bei Stressfaktoren aller Art, z. B. Lärm, Angst oder Gedanken an Unangenehmes, gerät der Körper aus der Balance. Der Muskel gibt im Test nach. Normalerweise ist der Körper bestrebt, das Gleichgewicht herzustellen. Ist der Stress sehr belastend oder dauert lange Zeit an, braucht der Körper auch länger zur Regulierung. Schlimmstenfalls ist er dazu allein nicht in der Lage.

Testen Sie selbst

▶ Tester und Testperson stehen sich gegenüber. Die Testperson streckt den linken Arm waagerecht zur Seite. Dabei ist der Ellenbogen durchgedrückt, und die Handfläche zeigt zum Boden.

▶ Der Tester legt seine linke Hand zur Stabilisierung auf die rechte Schulter der Testperson. Mit der rechten Hand hält er ihren ausgestreckten Arm genau oberhalb des Handgelenks.

▶ Der Tester erklärt der Testperson, dass er gleich »halten!« sagen und danach den ausgestreckten Arm leicht nach unten drücken wird. Er bittet sie, sobald sie den Druck wahrnimmt, nach oben dagegenzuhalten. Er kündigt auch an, dass er ihr dabei nicht ins Gesicht sehen wird, um den Ausgang des Tests nicht zu beeinflussen.

▶ Der Tester sieht an der Testperson vorbei, sagt »halten!« und drückt sofort leicht auf ihren Unterarm. Der Druck sollte so fest sein, dass überprüft werden kann, ob der Muskel hält, und nicht so stark, dass er ermüdet.

▶ Sobald der Tester festgestellt hat, dass der Muskel stark reagiert, hört er auf zu drücken. Längerer Druck strengt nur unnötig an.

▶ Wenn die Testperson auf den Druck mit einem schwachen Muskel reagiert, gibt der Arm nach. Dies kann sich nur in einem Zittern zeigen – er wackelt –, oder er geht ganz leicht nach unten.

Der getestete Muskel reagiert stellvertretend für den Organismus auf Gedanken und Gefühle, aber auch auf Nahrungsmittel oder andere Stressoren und gibt dadurch Antwort auf die Frage: Was hindert uns, ausgeglichen und stressfrei zu sein?

BASISÜBUNGEN ZUM SELBSTTESTEN

Probieren Sie das Muskeltesten wie oben beschrieben auf verschiedene Weise aus – mit Ja und Nein, mit Namen, Gedanken und Vorstellungen, mit einer Zigarette und mit unterschiedlichem Gesichtsausdruck. Wechseln Sie dabei zwischendurch die Rollen von Tester und Testperson.

Der Ja-Nein-Test
● Die Testperson sagt »Ja«. Kurz darauf bitten Sie sie, den Arm zu halten, und drücken leicht auf den Arm. Der Muskel sollte stark sein.
● Bei »Nein« fällt der Muskeltest normalerweise schwach aus.
● Wiederholen Sie »Ja«, um die Energie wieder zu stärken.

Der Gedankentest
● Bitten Sie Ihre Testperson, an irgendetwas Schönes zu denken. Nachdem sie sich ein paar Sekunden lang in diese Vorstellung hineinversetzt hat, können Sie testen. Positive Gedanken und Phantasien stärken uns.
● Nun stellt sich die Testperson etwas Unangenehmes vor. Nehmen Sie, wenn Sie getestet werden, nicht ein wichtiges Lebensproblem. Der Gedanke an etwas leicht Unangenehmes genügt meist schon, um den Muskel schwach werden zu lassen.
● Danach wiederholen Sie den Test mit der positiven Vorstellung, bis der Muskel wieder stark testet.

Der Zigarettentest
● Der Tester sagt »halten!« und überprüft, ob der Muskel an sich stark ist. Wenn er stark testet, gehen Sie zu dem nächsten Schritt über.
● Die Testperson hält eine unangezündete Zigarette in der rechten Hand, während ihr linker Arm getestet wird. Schon dies schwächt in der Regel die Energie.
● Der Test kann auch variiert werden, indem die Testperson kurz vorher an der brennenden Zigarette zieht. Wird sie dabei nicht schwach, ist sie bereits süchtig oder anderweitig gestresst.

BASISÜBUNGEN ZUM SELBSTTESTEN

Der Namenstest

● Die Testperson sagt »Ich heiße...« und nennt ihren Vornamen. Dann testen Sie, und der Muskel ist stark.

● Anschließend sagt sie »Ich heiße...« und einen beliebigen Vornamen, nicht den eines nahe stehenden oder bekannten Menschen. Der Test sollte schwach ausfallen.

Der Smiley-Test

● Die Testperson schaut einen Smiley mit lachendem Mund an, oder, noch einfacher, der Tester sieht ihr freundlich lächelnd ins Gesicht. Probieren Sie aus, welche Wirkung dieser Blick in die Welt hat.

● Danach betrachtet die Testperson das Bild eines Gesichts mit herabhängenden Mundwinkeln, oder aber der Tester nimmt einen grimmigen, unfreundlichen Ausdruck an, während er die Testperson ansieht. Erforschen Sie nun die Auswirkung dieser Art von Kommunikation.

● Wiederholen Sie den Test abschließend mit einem liebenswürdigen Lächeln.

Wohn- und Arbeitsumfeld austesten

● Gehen Sie zusammen durch Ihre Wohnung oder Ihr Büro, und testen Sie aus, welche Dinge Sie stärken und welche Sie schwächen. Dabei sieht die Testperson die Gegenstände entweder an oder probiert sie aus, während der Partner den Muskeltest durchführt.

● Testen Sie alle Dinge im Raum einzeln: die Farbe der Vorhänge, das Poster neben dem Fenster, die nackte Wand, den Bürostuhl, die Position des Schreibtischs zur Tür, die unaufgeräumte Schublade oder den schon längst überfälligen Stapel unerledigter Post.

● Gestalten Sie nach den Tests Ihre Umgebung so, dass Sie sich wohl fühlen und Energie gewinnen.

● Überprüfen Sie das Ergebnis wiederum mit dem Muskeltest.

Der Switchingtest

**Der Switching-
test ist beson-
ders wichtig:
Nur wenn beide
Gehirnhälften
zusammen-
arbeiten, ist der
Mensch aus-
geglichen und
leistungsfähig.**

Dieser Test untersucht, ob beide Gehirnhälften zusammenarbeiten. Nur in diesem Fall bekommen wir klare Ergebnisse. Bei Stress, Angst vor Neuem, Unsicherheit, Erschöpfung usw. kann eine Gehirnhälfte vorübergehend abschalten. Diesen Zustand bezeichnen wir als Switching (engl. für umschalten). Wir testen dafür die Akupunkturpunkte Niere 27 links und rechts des Brustbeins und unterhalb des Schlüsselbeins (siehe Abbildung). Diese Punkte haben Bezug zum Gehirn und werden in der Lernkinesiologie für Kinder auch als Gehirnknöpfe bezeichnet. Wir berühren die Punkte mit Daumen und zwei Fingern und führen dabei den Muskeltest durch. Fällt er schwach aus, ist der Klient in diesem Augenblick »geswitcht«. Um die Zusammenarbeit der beiden Gehirnhälften zu verbessern, führen Sie die auf Seite 118 beschriebene Übung »Gehirnknöpfe massieren« durch. Anschließend wird der Switchingtest wiederholt. Bei schwachem Ergebnis machen wir mit der Korrektur so lange weiter, bis die Punkte stark testen.

Das für den Energietest wichtige Zentralgefäß liegt auf der Körpermittellinie vorne, die so genannten Gehirnknöpfe für den Switchingtest liegen links und rechts unterhalb des Schlüsselbeins.

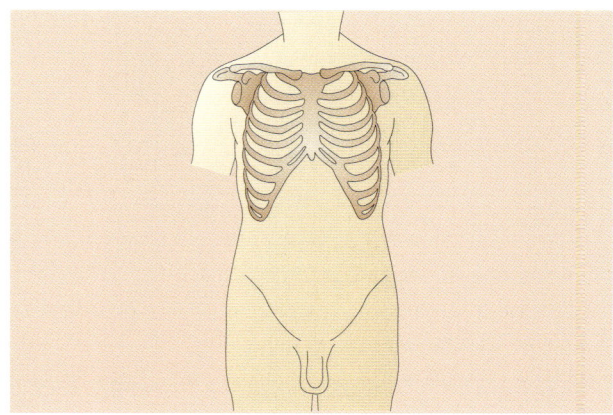

Der Wassertest

Der menschliche Körper besteht zu 70 bis 80 Prozent aus Wasser. Es ist u. a. notwendig für die Übertragung elektrischer Impulse durch die Nervenzellen. Bei Wassermangel ist diese Informationsleitung gestört, und der Muskeltest gibt verfälschte Ergebnisse.

Bei dem folgenden Test ziehen wir leicht an den Haaren der Testperson und führen dabei den Muskeltest durch. Wenn der Muskel schwach testet, besteht Wassermangel im Körper. Wir können den Test statt mit den Haaren auch mit den Augenbrauen machen oder eine Hautfalte nehmen.

Die Korrektur ist denkbar einfach: Die Testperson trinkt klares Wasser, am besten ohne Kohlensäure. Aus diesem Grund habe ich immer genug gutes Wasser in meiner Praxis. Danach wiederholen wir den Haartest und eventuell das Trinken, bis der Test eindeutig stark ist.

Der Energietest

Auf der Mittellinie der Körpervorderseite verläuft ein Meridian vom Schambein hinauf bis zu einem Punkt unterhalb der Unterlippe – das Zentralgefäß. Es ist neben dem Gouverneursgefäß entlang der Wirbelsäule einer der übergeordneten Meridiane für das gesamte Energiesystem. Wir testen daher vor einer genauen Balancierung, ob der Energiestrom im Zentralgefäß ungehindert fließt.

Zunächst streichen wir mit der Hand entgegen der Verlaufsrichtung des Meridians über dem Körper der Testperson nach unten. Der Muskel sollte schwach testen. Danach bewegen wir die Hand in Richtung des Meridianverlaufs nach oben, als würden wir etwas hinaufschieben. Dieser Test sollte stark ausfallen.

Als Reaktion auf negativen Stress reagiert unser Organismus mit Energieblockade und Muskelschwäche. Diese Automatik in unserem Verhalten lässt sich nicht durch unseren Willen lenken.

Energiefluss korrigieren

Wenn die Testergebnisse nicht eindeutig sind, streicht der Tester mehrere Male mit der Hand das Zentralgefäß in Verlaufsrichtung nach oben, um den Energiefluss anzuregen. Man nennt das den Meridian bürsten. Dies wiederholen wir so oft, bis der Muskeltest beim Streichen nach oben ganz eindeutig stark und bei der Bewegung nach unten schwach ausfällt.

»Den Meridian bürsten«: Diese Anregung des Energieflusses im Zentralgefäß bringt auch schnelle Hilfe bei Müdigkeit und Erschöpfung.

Wie Sie sich selbst testen können

Kann man sich überhaupt selbst testen? Der Selbsttest ist unter Kinesiologen umstritten. Zum einen ist es rein praktisch nicht möglich, bestimmte Muskeln bei sich selbst zu testen, weil man nicht hinkommt. Zum anderen ist es manchmal sehr schwer, bei sich selbst die gleiche Haltung von Unvoreingenommenheit und Offenheit einzunehmen wie gegenüber anderen. Diese Einstellung ist aber eine wichtige Voraussetzung für neutrales und erfolgreiches Muskeltesten. Damit Sie jedoch Ihre eigenen Erfahrungen machen können, stelle ich Ihnen zwei Möglichkeiten vor, sich selbst zu testen. Sie können damit Stressfaktoren identifizieren und z. B. Bach-Blüten oder Farben für sich zur Balancierung austesten. Atmen Sie tief durch, bevor Sie anfangen, entspannen Sie sich, und trinken Sie ein Glas Wasser.

Der Fingertest

Der Vorteil dieses Tests ist, dass er ohne Aufwand überall im Sitzen und Stehen durchgeführt werden kann.
▶ Bringen Sie Daumen und einen Finger Ihrer linken Hand so zusammen, dass sie einen Ring bilden.

▶ Dann greifen Sie mit einem Finger der rechten Hand in den Ring und versuchen, ihn gegen den Druck der Finger auseinander zu ziehen. Der Ringmuskel sollte stark testen.

▶ Dann gehen Sie die zuvor beschriebenen Tests mit Ja/Nein, Energiefluss im Zentralgefäß und Gedankenstress durch und probieren aus, ob der Selbsttest bei Ihnen funktioniert.

▶ Sobald Sie dabei eindeutig einen starken und schwachen Muskel identifizieren, können Sie dazu übergehen zu üben. Testen Sie z. B. die Wirkung einer Zigarette, stärkender und schwächender Reizwörter wie »Stau«, »Urlaub«, »Vorstellungsgespräch« usw. für sich aus, bis Sie sich ganz sicher fühlen.

▶ Nun können Sie den Fingertest auf die von Ihnen gewünschte Weise einsetzen. Machen Sie dabei jedes Mal vorher die Ja-Nein-Probe, um festzustellen, ob Sie testbar sind. Wenn Sie Linkshänder sind, können Sie den Selbsttest mit vertauschten Händen durchführen.

Der Beintest

Dieser Selbsttest wird am besten im Sitzen ausgeführt. Sie können ihn mit beiden Beinen ausprobieren.

▶ Setzen Sie sich hin, die Füße stehen auf dem Boden.

▶ Heben Sie nun ein Bein leicht an, indem Sie den Fuß auf die Zehenspitzen stellen.

▶ Bleiben Sie in dieser Position, und legen Sie eine Hand auf den Oberschenkel oberhalb des Knies.

▶ Üben Sie nun mit der Hand Druck auf das Bein nach unten aus, und halten Sie mit dem Bein dagegen. Wenn der Muskel standhält, können Sie auf die gleiche Weise wie beim Fingertest fortfahren. Machen Sie sich mit der Methode vertraut. Mit den Tests Ja/Nein, Energiefluss und Gedankenstress sammeln Sie Erfahrungen.

Muskeltests können bei der Entscheidungsfindung den bewussten Geist nicht ersetzen. Sie bieten jedoch eine Hilfe, Ängste abzubauen, Zuversicht zu gewinnen und Tatkraft zu entwickeln.

Worauf Sie achten sollten

▶ Die Kunst beim Muskeltesten ist, den Druck richtig zu dosieren. Anfänger drücken oft zu fest und zu lange. Der getestete Muskel ermüdet und gibt schließlich nach. Grundsätzlich gilt: Wir üben nur so viel Druck aus, wie notwendig ist, um zu erkennen, ob der Muskel hält.

▶ Wir schätzen den Muskeltest, wissen jedoch, dass er nicht das Denken ersetzt. Beim Testen sind wir wach und aufmerksam. Mit dieser Präsenz konzentrieren wir uns voll auf die Fragestellung.

▶ Wir stellen direkte Fragen. Wir formulieren jede Frage so, dass der Muskel als Antwort ein klares Ja oder Nein signalisieren kann.

Sollte Ihnen beim Muskel-testen mit einem Freund oder Partner der Stressabbau nicht gelingen, so wenden Sie sich bitte an einen kinesio-logischen Therapeuten.

Wenn der Muskel zwischendurch abschaltet

Wir müssen schon deshalb beim Muskeltesten klar und konzentriert sein, damit uns nicht entgeht, wenn der Testmuskel plötzlich abschaltet.

▶ Bei extrem stressbelasteten Themen kann Switching, das Abschalten einer Gehirnhälfte, oder eine Energie-störung auftreten. Die Testperson ist dann vorüberge-hend nicht testbar. Das Massieren der Gehirnknöpfe und das Bürsten des Zentralgefäßes bringt sie meist wieder ins Gleichgewicht. Auch der Tester kann ge-switcht oder in seiner Energie blockiert sein und macht, um dem vorzubeugen, alle Korrekturen gleich mit.

▶ Durst oder nicht spürbarer Wassermangel führen zu Blockaden in der Informationsleitung. Aber auch eine volle Blase kann die Testperson ablenken. Wenn Sie sich nicht zutrauen, rechtzeitig zu erkennen, wann ein Test-muskel umschaltet und keine richtigen Informationen mehr gibt, empfehle ich Ihnen, zwischendurch hin und wieder den Ja-Nein-Test zu machen.

Die Grenzen des Muskeltests

Wenn Sie sich an die folgenden Prinzipien halten und die nachfolgenden Regeln beherzigen, können Sie den Muskeltest sinnvoll nutzen und für Ihr Leben davon profitieren.

Stellen Sie keine Fragen zu anderen Menschen

Fragen Sie nichts, was Ihre Beziehung mit einem anderen Menschen betrifft, nach dem Motto: »Liebt er mich noch?«, »Wird sie wieder anrufen?«, »Ist er der richtige Partner für mich?«.

Wenn Sie an eine bestimmte Person denken, und der vorher starke Muskel nun schwach testet, bedeutet das nur, dass der Gedanke an diesen Menschen in diesem Augenblick stressbesetzt ist – und nichts weiter.

Beim kinesiologischen Muskeltest erhalten Sie lediglich eine Momentaufnahme zum augenblicklichen Zustand der Testperson. Dabei spielen Umfeld und individuelle Wahrnehmung eine wichtige Rolle.

DIE GRUNDREGELN

- Muskeltesten ist kein Kraftmessen! Wir testen nicht die Kraft eines Muskels, sondern seine Reaktion.
- Muskeltesten ist eine Art Biofeedback und gibt unmittelbar Rückmeldung.
- Ein schwacher Muskel bedeutet keine Schwäche, sondern zeigt Stressfaktoren auf.
- Jeder Muskel kann kinesiologisch getestet werden. Wenn ein Muskel aus irgendeinem Grund eingeschränkt ist, nehmen wir einen anderen, z. B. andere Armmuskeln oder einen Beinmuskel.
- Muskeltesten ist eine Kunst. Wer darin perfekt werden möchte, sollte möglichst viele Personen austesten.
- Der Muskeltest nimmt Ihnen die Verantwortung für Ihre Entscheidung nicht ab. Kinesiologie kann Ihnen jedoch helfen, Stress abzubauen, damit Sie wirklich frei entscheiden können.

Stellen Sie keine Fragen für andere Menschen

Fragen Sie nicht: »Braucht meine Tochter diese Bach-Blüte?«, »Kann mein Sohn Tomaten vertragen?«. Wenn Sie diese Fragen kinesiologisch beantwortet haben wollen, testen Sie es entweder selbst mit Ihrem Kind, oder Sie gehen mit ihm zusammen zu einem Kinesiologen, der es an Ihrem Kind austestet. Per Muskeltest Fragen für nicht anwesende Menschen zu stellen ist unseriös.

Entscheiden Sie nicht aufgrund eines Muskeltests

Machen Sie niemals wichtige Entscheidungen von einem Muskeltest abhängig, wie z. B.: »Soll ich ihn heiraten?« oder: »Ist mein Kind schulreif?«. Muskeltesten kann das Denken nicht ersetzen. Für Entscheidungen dieser Tragweite brauchen Sie mehr Informationen, als der Muskeltest Ihnen mit seiner Aussage über Stress liefern kann.

Testen Sie keinesfalls selbst Medikamente aus

Medikamente sollten grundsätzlich nur von einer ausgebildeten Fachkraft ausgetestet werden. Ein Medikament mit starken Nebenwirkungen wird mit großer Wahrscheinlichkeit einen schwachen Muskel hervorrufen. Trotzdem ist es das kleinere Übel, wenn es im Moment keine andere Alternative gibt. Machen Sie die Entscheidung, Medikamente zu nehmen oder auch nicht, niemals von Muskeltests abhängig.

Stellen Sie niemals Fragen zu Krankheiten

Der Muskeltest zeigt Ihnen konkrete Ungleichgewichte im Körper an, damit sie ausbalanciert werden können. Der Körper kann jedoch keine Auskunft über Krankheiten wie rheumatische Beschwerden oder Krebser-

Beim kinesiologischen Muskeltesten gibt es zahlreiche neue Einsichten und Erkenntnisse. Wir lernen uns selbst dabei besser kennen. Wir werden uns bewusst, wer wir sind und was wir wirklich wollen.

krankungen geben. Fragen Sie also nie: »Habe ich ein Magengeschwür?«, »Habe ich eine Überfunktion der Schilddrüse?«. Wenn Sie Anlass zu Bedenken haben, ob Sie an einer Krankheit leiden, sollten Sie sich selbstverständlich ärztlich untersuchen lassen. Kinesiologie ist kein Ersatz für medizinische Behandlung.

Stellen Sie keine Zukunftsfragen

Der Muskeltest verschafft Ihnen zwar Zugang zu Ihrem innersten Wissen, aber nicht zu einer hellseherischen Instanz. Der Muskeltest ist eine Momentaufnahme. Er sagt etwas aus über den jetzigen Zustand. Wie lange z. B. Ihre Grippe dauern wird, hängt davon ab, ob Sie Ihrem Körper Ruhe gönnen oder zu früh aufstehen, welche Medikamente Sie nehmen usw.

Entscheidend für Gesundheit und Wohlbefinden ist die Nahrung, die wir zu uns nehmen. Muskeltests können den Nachweis erbringen, welche Nahrungsmittel uns Lebensenergie liefern und welche sie uns entziehen.

Acht Tipps für erfolgreiches Muskeltesten

● Wir erklären der Testperson, worum es beim Muskeltest geht, und bitten um Erlaubnis, sie zu testen.

● Wir stellen sicher, dass sie keine Beschwerden hat, die beim Testen Schmerzen verursachen würden.

● Wir nehmen eine Haltung von Zuwendung, Unvoreingenommenheit und Offenheit ein.

● Wir isolieren den zu testenden Muskel, indem wir ihn in die Ausgangsstellung für den Test bringen.

● Wir führen den entsprechenden Muskel einmal durch die Testbewegung und zeigen der Testperson damit die Richtung, gegen die sie halten wird.

● Wir sagen immer zuerst »halten!« und drücken gleich darauf langsam und gleichmäßig in Richtung der Testbewegung.

● Wir spüren innerhalb von maximal einer Sekunde, ob der Muskel »sperrt« und damit »stark« ist oder nicht.

● Wir lassen ebenso langsam und gleichmäßig mit dem Druck auf den Muskel nach.

Die Ziele

Die klare Ausrichtung auf ein Ziel ist ausschlaggebend für den Erfolg. Wenn wir sich widersprechende Ziele haben, geschieht gar nichts. Wir können nicht abnehmen wollen, dabei aber üppig und schwer essen. Wir können nicht in einer Bank arbeiten wollen, dabei aber immer nur Jeans anziehen. Wir können nicht einen Partner wollen, dabei aber frei und unabhängig sein.

Wenn wir uns auf Ziele ausrichten, die unser Leben lebenswert machen, dann programmieren wir uns neu: Wir ersetzen alte und überholte Programme Stück für Stück durch neue und erwünschte.

Herzensziele und Kopfziele

Echte Ziele sind Herzensziele. Sie geben Energie und Kraft, und schon der bloße Gedanke daran ruft Freude hervor. Kopfziele, die allein dem Verstand entspringen und nicht von Herzen kommen, rufen nur inneren Widerstand hervor. Jeder Versuch, sie auf Biegen und Brechen zu erreichen, würde deshalb vor allem Kampf gegen sich selbst bedeuten. Immer wenn gute Vorsätze scheitern, ist das der Fall. Reine Kopfziele sind Energiefresser. In der Kinesiologie arbeiten wir mit den Herzenszielen.

Wenn Sie sich mit ganzem Herzen die Erreichung eines Ziels wünschen und oft mit Kraft und Liebe daran denken, wird es sich einstellen.

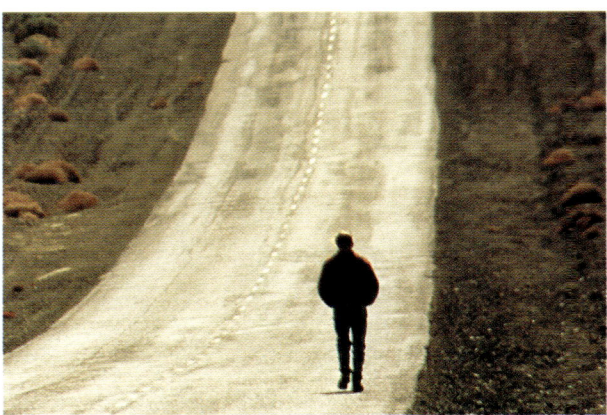

Den richtigen Weg finden

Kinesiologie arbeitet auf Lösungen hin. In einer kinesiologischen Sitzung wird ein sorgfältig formuliertes Ziel festgelegt, und nach und nach werden körperliche oder seelisch-geistige Hindernisse ausgeräumt. Die lösungsorientierte Therapie lenkt Ihre Aufmerksamkeit weg vom Problem hin zu neuen Wahlmöglichkeiten. Der Horizont erweitert sich, Ihre Sicht auf die Dinge wird klarer, und die Perspektiven werden zahlreicher.

Worauf kommt es bei den Zielen an?

Die genaue und sorgfältige Formulierung eines Ziels ist der erste Schritt auf dem Weg, es zu verwirklichen. So sollten Ziele sein:

▶ Klar definiert ▶ Aktiv
▶ Vollständig ▶ Ich-orientiert
▶ Realistisch ▶ Erkennbar
▶ Positiv ▶ Motivierend

Klar definierte und realistische Ziele

Es muss absolut klar sein, was Ihr Ziel für Sie bedeutet. »Ich beginne ein neues Leben« z. B. kann vieles bedeuten: Ich verkaufe mein Haus, ich wandere aus, ich mache mich selbstständig. Drücken Sie Ihren Wunsch bzw. Ihr Vorhaben ganz konkret aus. Bleiben Sie mit Ihren Zielen in einem Rahmen, den Sie für realistisch halten. Wenn jemand inmitten von finanziellen, gesundheitlichen und persönlichen Problemen steckt, ist es unrealistisch anzustreben: »Ich will vor Gesundheit strotzen, strahlend schön sein und sehr viel Geld haben.« Diese Formulierung passt eher für drei Wünsche an eine gute Fee. Angemessener wären erst einmal Mut, Vertrauen und Ausdauer, um Probleme anzugehen und zu lösen.

Angestrebte Ziele für kinesiologische Sitzungen können nur Ich-Ziele sein. Wählen Sie Ihre Ziele immer so, dass Sie selbst an Ihrem Erleben etwas ändern. Das wirkt sich in der Folge auch auf das Verhalten der anderen aus.

Positive Formulierungen

Es ist ein Unterschied, ob wir weg von etwas wollen oder hin zu etwas. Wenn wir in erster Linie etwas vermeiden wollen, ist das so, als würden wir am Fahrkartenschalter sagen: »Ich will weg von hier.« Einer muss entscheiden, wohin die Fahrt geht – warum nicht wir selbst?

> **Wenn wir lediglich wissen, was wir nicht wollen, können wir nicht aktiv handeln. Nur wer den Weg zu seinem Ziel positiv formuliert, steuert wirklich darauf zu.**

Aktiv werden

Aktive Ziele bringen uns zum Handeln. Wer Geldprobleme hat und sich zum Thema »Ich habe sehr viel Geld« behandeln lässt, ist nicht in der Position des Handelnden und kann nur hoffen, dass irgendwie Geld hereinfließt. Als Hoffender ist man abhängig von anderen Menschen oder vom Schicksal. Das ist keine sehr starke Position. Eine aktive Perspektive einzunehmen würde z. B. lauten: »Ich löse meine finanziellen Probleme« oder »Ich finde einen angemessenen und gut bezahlten Job«. Die Schlüsselfrage ist: »Was muss ich tun, um mein Ziel zu erreichen?« Während der Behandlung tauchen oft kreative Ideen auf, wie das zu bewerkstelligen ist.

Pläne für die Zukunft

Die kinesiologische Behandlung hilft bei Zeitmangel, Zeitdruck oder falscher Zeiteinteilung, und sie hilft, sich von hinderlichen Glaubenssätzen wie »Ich bin nun mal langsam« zu lösen. Sie kann jedoch nicht das Handeln ersetzen. Auf die Balancierung muss immer die Umsetzung folgen. Für die Jobsuche sind Mut und Ausdauer beim Verschicken von Bewerbungsunterlagen unerlässlich, für die Partnersuche oder neue Kontakte sind konkrete Möglichkeiten, Menschen kennen zu lernen, notwendig, wie z. B. auszugehen, sich einem Verein anzuschließen oder eine Kontaktanzeige aufzugeben.

Erkennbare Ziele

Es ist wichtig, sich Folgendes klarzumachen: »Woran werde ich merken, dass sich mein Ziel verwirklicht oder dass ich es erreicht habe? Was wird anders sein? Woran genau werde ich es erkennen?«

In der Praxis erlebe ich immer wieder, dass sich große Probleme nach erfolgreichem Stressabbau in Luft auflösen, dies aber gar nicht oder kaum registriert wird. Deshalb frage ich immer am Anfang einer Sitzung nach dem Thema der letzten Sitzung.

Nicht selten ist die Antwort: »Ach so, das hat sich längst erledigt. Aber jetzt …« Ich hake dann noch Mal bei dem Erreichten nach und bitte meine Klienten, sich für ihren Erfolg zu loben und sich ausgiebig innerlich auf die Schulter zu klopfen. Wer eigene Erfolge nicht anerkennt, sich für Misserfolge aber heruntermacht, sabotiert sein Selbstwertgefühl.

Wenn Sie ein Ziel vor Augen haben, sollten Sie mit Hilfe des Muskeltests feststellen, ob Ihnen der Gedanke daran Stress bereitet, oder ob er Ihnen Kraft und Energie gibt, es gleich in Angriff zu nehmen.

Tipps zur erfolgreichen Problembewältigung

● Bauen Sie sich selbst eine Leiter von Erfolgserlebnissen. Machen Sie sich jedes Mal, wenn Sie ein Teilziel erreicht haben, Ihren Fortschritt bewusst, und geben Sie sich Lob und Streicheleinheiten dafür.

● Überlegen Sie sich vorher, woran Sie erkennen werden, dass Ihr Ziel näher rückt oder sich verwirklicht hat.

● Wählen Sie nur Ziele, zu denen Sie aus ganzem Herzen Ja sagen.

● Ihr Ziel sollte ein »Ich-Ziel« sein, d. h., es sollte Ihrer eigenen Kontrolle unterliegen. Die Verwirklichung hängt nur von Ihnen und nicht von einer weiteren Person (z. B. vom Partner) ab.

● Motivierende Ziele geben Energie. Wenn ein Ziel Kraft gibt, Lust macht, gut klingt und das ist, was jemand wirklich anstrebt, ist es der optimale Auftakt für eine kinesiologische Balancierung.

Unbewusste Sabotageprogramme

Immer wenn gute Vorsätze scheitern oder wenn eine Behandlung, die normalerweise effektiv ist, nicht anschlägt, liegt der Verdacht auf Eigensabotage nahe. Das Gleiche ist der Fall, wenn jemand ein Ziel schon lange erfolglos anstrebt oder sich sehr nach etwas sehnt, dies aber einfach nicht zustande kommen will.

Offensichtlich besteht hier ein Widerspruch zwischen bewusstem Wollen und den Wünschen einer außerbewussten Ebene. Da letztere unbekannt sind, können sie anonym und ungestört weiter wirken und erfolgreich alle Bemühungen sabotieren.

Sobald wir Sabotageprogramme klar erkennen, sind wir frei, uns davon zu lösen. Manchmal ist das ganz einfach.

Konflikt oder Umkehrung

In der Kinesiologie können wir Sabotageprogramme leicht aufdecken. Jemand sagt z. B. »Ich will gesund sein«, »Ich möchte erfolgreich sein«, »Ich will abnehmen« oder einfach »Ich möchte glücklich sein«, aber der Test fällt schwach aus.

Wenn wir diese Art von Aussagen zuerst als positiven Satz und anschließend in der negativen Form – wie »Ich will nicht gesund sein« – testen, gibt es zwei verschiedene Möglichkeiten. Steht die Testperson im Konflikt mit ihrer Aussage, testen beide Antworten (die positiv formulierte und die negative) gleich. Bei der Umkehrung (d. h., wenn die Testperson das Gegenteil von dem denkt, was sie sagt) fällt die positive Aussage schwach, die negative jedoch stark aus. Beide sabotieren in unterschiedlich großem Ausmaß das Ziel. Jemand möchte Spanisch lernen, hält sich aber für absolut unbegabt in Fremdsprachen – dies könnte eine Umkehrung bewirken. Er will es lernen, hat aber keine Lust, Vokabeln zu pauken – ein typisches Beispiel für einen Konflikt.

Wer sich selbst nicht akzeptiert

Die Umkehrung betrifft meist nur einzelne Lebensbereiche, z. B. Geld, beruflichen Erfolg oder Partnerbeziehung. Sie ist leicht daran zu erkennen, dass jemand auf Misserfolg programmiert ist und sich dies durch einen erfolglosen Anlauf nach dem anderen regelmäßig von neuem beweist. Mitunter ist die Umkehrung jedoch auf die gesamte Person bezogen. Dies ist dann der Fall, wenn der Satz »Ich akzeptiere mich so, wie ich bin« schwach und die Negativaussage dazu stark testet.

Negative Wirkung

Der Glaube versetzt Berge. Was wir glauben, ist entscheidend für unser Leben und unsere Gesundheit. Spontanheilungen bei Krebserkrankungen sind ein Beispiel dafür, wie machtvoll unsere Einstellung ist. Deshalb ist es so wichtig, in einer kinesiologischen Balancierung zu überprüfen, ob womöglich grundlegende Glaubenssätze zu einem Thema an verschiedenen Strängen ziehen.

Werfen Sie unnötigen Ballast über Bord. Dazu gehören nicht nur materielle Dinge, sondern auch seelische Altlasten, die Ihre innere Entwicklung behindern.

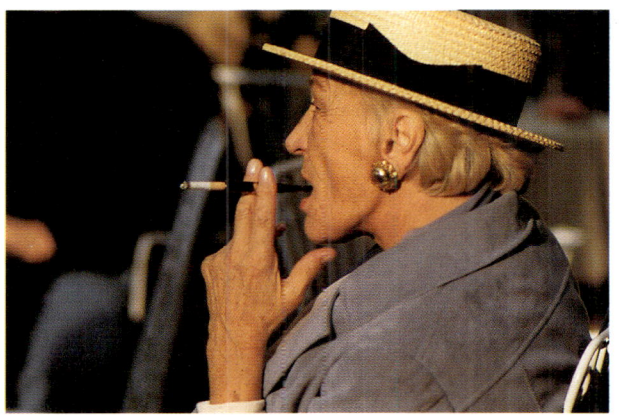

Schaffen Sie es nicht, eine schlechte Gewohnheit abzulegen? Werden Sie sich klar, was Sie daran hindert, und versuchen Sie, einen sinnvolleren Ersatz zu finden.

Sabotageprogramme werden unbewusst sehr lange aufrechterhalten und richten eine Menge Schaden an. Sie können:

▶ Heilung verhindern (»Ich glaube nicht, dass ich gesund werde.«)

▶ An einer Krankheit festhalten (»Ich will nicht gesund sein. Wenn ich gesund bin, dann …«)

▶ Einen Konflikt aufrechterhalten (»Ich will keine friedliche Lösung. Wenn ich nachgebe, wird das als Schwäche ausgelegt.«)

▶ Eine glückliche Beziehung verhindern (»Ich bin nicht attraktiv genug.« »Ich will nicht verletzt werden.«)

▶ Beruflichen Erfolg verhindern (»Ich kann mich nicht verkaufen.« »Ich bin sicher schon zu alt, um den Job zu wechseln.«)

▶ Tiefe Depressionen verursachen (»Der Arzt hat gesagt, ich habe noch drei Monate zu leben, und er muss es schließlich wissen.«)

▶ Den Erfolg jeder Behandlung verhindern (»Ich habe schon alles versucht. Ich habe keine Hoffnung mehr.«)

> **Die Kinesiologie löst quasi den Nebel der Verunsicherung auf, und wir sehen klarer. Unser inneres Bild von der Welt bestimmt unser Handeln – im Schlechten wie im Guten.**

Was sind Sabotageprogramme?

Sabotageprogramme sind keine schlechten Ziele, sie sind nur nicht mehr auf dem neuesten Stand.

Zu dem Zeitpunkt, als sie angenommen wurden, erfüllten sie meist einen wichtigen Zweck – vielleicht waren sie Teil einer Überlebensstrategie.

Später sind sie bestenfalls überflüssig. Wir nennen sie Sabotageprogramme, weil sie alle Bemühungen vereiteln, ein angestrebtes Ziel zu erreichen. Sie stehen nicht mehr in Einklang mit dem, was jetzt gewollt wird, wobei ihr Einfluss vom Betroffenen nicht wahrgenommen wird. Sie verhindern nachhaltig den Erfolg.

WIE KANN MAN MIT SABOTAGEPROGRAMMEN UMGEHEN?

● Zunächst einmal ist es wichtig, sich bewusst zu machen, dass Sabotageprogramme Glaubenssätze sind, die aus irgendeinem Grund früher einmal
angenommen wurden. Sie wurden damals vielleicht unreflektiert übernom-
men, waren nützlich oder verschafften einem Vorteile.

● Manchmal genügt es schon, mit sich selbst eine Abmachung zu treffen.
Nehmen wir an, bei »Ich möchte getestet werden« stellt sich heraus, dass
dies auf einer nicht bewussten Ebene abgelehnt wird. Es könnte sein, dass
der Klient Zweifel hat, ob ihm die kinesiologische Behandlung hilft. Ich
mache ihm dann den Vorschlag, eine Art Vertrag mit sich selbst zu schließen
mit dem er sich die Chance gibt, seine Bedenken für die Dauer dieser einen
Sitzung zurückzustellen. Danach kann er entscheiden, wie es weitergeht.

● Auf jeden Fall ist es notwendig, die Programme, die einem gewünschten
Ziel im Weg stehen, aufzudecken und zu handhaben. Dabei müssen die zugrunde liegenden Bedürfnisse auf andere Weise erfüllt werden. Der Noch-
raucher könnte seinen Wunsch nach Zugehörigkeit befriedigen, indem er
sich überlegt, zu wem er sich ohne Zigarette hingezogen fühlt und wie er
neue Kontakte aufbauen könnte. Außerdem ist es notwendig, seinen Fokus
weg von Verzicht hin zu neuen Vergnügen zu verschieben. Statt »Es macht
Spaß zu rauchen« würde es ihm dann attraktiver erscheinen, in klarer Luft
zu leben, frei zu atmen, wieder viel Sport zu treiben.

● Wenn die Ursachen für Sabotageprogramme tiefer liegen oder nicht bewusst sind, ist es empfehlenswert, den Klienten sorgfältig zu seinem Thema
zu balancieren. Hinter dem Programm »Ich will nicht schwanger werden«
trotz Kinderwunsch stehen möglicherweise verschiedene Ängste, die ausgeräumt werden können. Mit dem Sabotageprogramm »Wenn ich aufhöre
zu rauchen, nehme ich zu« muss sehr sorgfältig gearbeitet werden. Das
Ergebnis sollte ein klares Ja zu der Überzeugung sein, auch als Nichtraucher
schlank bleiben zu können.

Die Rolle der Emotionen

In unserer Gesellschaft besteht eine große Unsicherheit Gefühlen gegenüber. Um sie einigermaßen unter Kontrolle zu halten, teilen wir sie ein in positive – Freude, Glück, Liebe – und negative – Traurigkeit, Einsamkeit, Wut. Die positiven sind erlaubt, die negativen nicht erwünscht. Diese Einteilung in gute und schlechte Emotionen ist willkürlich. Sie beruht auf Normen und Glaubenssystemen und ist in jedem Kulturkreis anders. Je nach kulturellem Hintergrund dürfen Gefühle mehr oder weniger gezeigt werden. In manchen Ländern wird Trauer rituell durch tagelanges lautes Klagen und Weinen zur Schau gestellt. Nach dieser Art des Abschiednehmens geht das Leben wieder seinen normalen Gang. Es gibt keinen jahrelangen schmerzvollen Trauerprozess. Die Trauer wird bejaht, der Schmerz voll gefühlt, und dann ist er vorbei.

Gefühle sind ein wichtiger Bestandteil der menschlichen Existenz. Sie gehören zum Leben wie die Luft zum Atmen. Sie wollen erlebt werden. Ohne Gefühle wird das Leben dumpf.

Wie der Körper auf Gefühle reagiert

Ein gesunder Mensch kann jedes Gefühl erleben und angemessen ausdrücken. Dazu reicht es schon, es innen sehr deutlich zu spüren.

Unsere Bewertung von Emotionen entscheidet darüber, ob wir positiven oder negativen Stress erleben. Gedanken und Gefühle haben große Macht und unmittelbare Wirkung auf das körperliche Befinden. Sie beeinflussen direkt Muskelreaktionen und die Energie in Organen und Meridianen. Der Muskeltest gibt sofort ein Feedback darüber, ob sie den Körper stärken oder schwächen. Gefühle sind nun mal da. Werden sie aufgrund von negativen Bewertungen unterdrückt, verschwinden sie deshalb nicht. In der Körpersprache kommen sie zum Ausdruck.

Muskeltesten bringt Klarheit

Vielleicht kennen Sie es aus eigener Erfahrung: Sie fühlen sich unwohl, unruhig und irgendwie schlecht, wissen aber nicht so richtig, was mit Ihnen los ist. Der erste Schritt ist, herauszufinden, um welche Gefühle es geht. Eine Möglichkeit, die sehr schnell zum Kern führt, ist das kinesiologische Austesten der Gefühlslage. Ohne das Problem weiter zu hinterfragen, kann mit dem Muskeltest geprüft werden, worin es besteht, welche Emotionen im Spiel sind und was kinesiologisch zur Balancierung beigetragen werden kann.

Emotion und Gesundheit

Blockierte Emotionen sind mitverantwortlich für das Ausbrechen körperlicher Krankheiten. Werden Gefühle auf Dauer unterdrückt, bleibt dem Körper manchmal kein anderer Ausweg, um auf sie aufmerksam zu machen. Wer sein Erholungsbedürfnis lange übergeht, läuft Gefahr, eine Zwangspause durch Migräne, Grippe oder andere körperliche Beschwerden einlegen zu müssen.

Übermäßige oder blockierte Emotionen stören die Energie im entsprechenden Meridian und führen über einen längeren Zeitraum zu körperlichen Krankheiten in dem zugehörigen Organ.

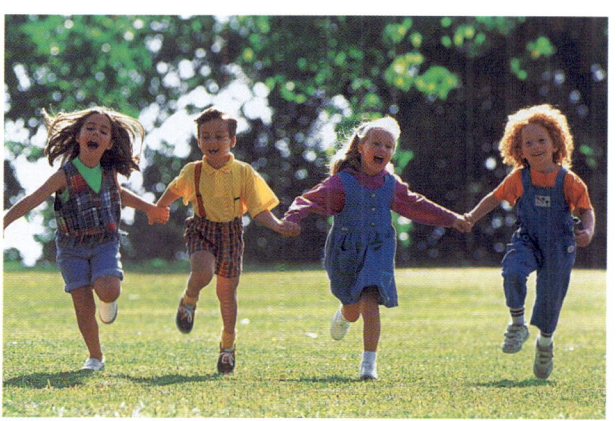

Kinder leben ganz in ihren Gefühlen und geben ihnen unmittelbar Ausdruck.

Traditionelle chinesische Medizin

Die Chinesen kannten genau die inneren und äußeren Faktoren, die mit der Gesundheit eines Menschen in Wechselwirkung stehen. Um eine richtige Diagnose zu stellen, müssen alle Anzeichen beachtet werden. Ein traditioneller chinesischer Arzt inspizierte nicht nur Gesicht und Zunge und fühlte genau die unterschiedlichen Pulse. Er interessierte sich u. a. auch für die Hautbe-

In der traditionellen chinesischen Medizin gehen die Ärzte davon aus, dass der freie Energiefluss im Meridiansystem für unsere Gesundheit verantwortlich ist.

DIE MERIDIANE UND IHRE EMOTIONEN

Meridian	Emotion
Herzmeridian	Ärger, Liebe
Dünndarmmeridian	Aufnehmen (von Nahrung, Lebenskraft), Freude
Kreislauf-Sexualität-Meridian	Hysterie, Stille
Dreifacher Erwärmer	Schwere, Leichtigkeit
Milz-Pankreas-Meridian	Angst vor der Zukunft / Vertrauen in die Zukunft
Magenmeridian	Gier, Entbehrung
Lungenmeridian	Traurigkeit, Vergnügen
Dickdarmmeridian	Schuld, Selbstwert und Befreiung
Nierenmeridian	Angst, Kreativität
Blasenmeridian	Panik, Mut
Lebermeridian	Wut, Hilflosigkeit, Glücklichsein
Gallenblasenmeridian	Zorn, Unglücklichsein, Freiheit zu wählen
Zentralgefäß	Scham und Überwältigtsein, Erfolg
Gouverneursgefäß	Einsamkeit, Geborgenheit

schaffenheit, Augen- und Ohrenfunktion, den Klang der Stimme, die Lebensumstände, Geschmacksvorlieben, Ernährungsweise und Gemütsverfassung seiner Patienten. Jede Krankheit, also jedes Energieungleichgewicht, hängt in der traditionellen chinesischen Medizin eng mit einer Emotion zusammen.

Die Meridiane geben Aufschluss

Zu jedem Meridian und Organ gibt es ein Bündel von Entsprechungen. Zum Gallenblasenmeridian z. B. gehören die Farbe Grün, der Frühling, die Zeit von elf bis ein Uhr nachts, die Geschmacksrichtung sauer, das Sinnesorgan Auge, der Stimmausdruck Schreien, die Körperteile Muskeln und Sehnen sowie die Emotion Zorn. Hat ein Mensch ein Ungleichgewicht im Gallenblasenmeridian, leidet er entweder unter ständiger Gereiztheit und unkontrollierten Wutausbrüchen oder kennt überhaupt keine Wut. Ein Übermaß an Wut, aber auch ihr Nichtvorhandensein schadet der Gallenblase.

Wenn körperliche Probleme ohne Berücksichtigung des emotionalen Zustands und der Lebensweise behandelt werden, kehren sie mit großer Wahrscheinlichkeit zurück.

Ganzheitlich behandeln

Wie unter dem Stichwort »Informationen aus dem Körpergedächtnis« auf Seite 11 ausgeführt, wird Muskelanspannung hauptsächlich im Augenblick starker Emotionen gespeichert. Rein körperlich Muskeln zu stärken oder zu entspannen oder sonstige Korrekturen durchzuführen hätte nicht den gleichen Effekt, wie die Emotionen mit einzubeziehen. Bei Rückenschmerzen z. B. ist in den meisten Fällen irgendein Stress beteiligt – ein zu großes Verantwortungsgefühl, ständige Überforderung oder das schwere Tragen an einer Last. Es reicht nicht aus, nur körperlich Entspannung herbeizuführen, da das alte Muster ganz schnell wieder die gleiche Verkrampfung verursachen würde.

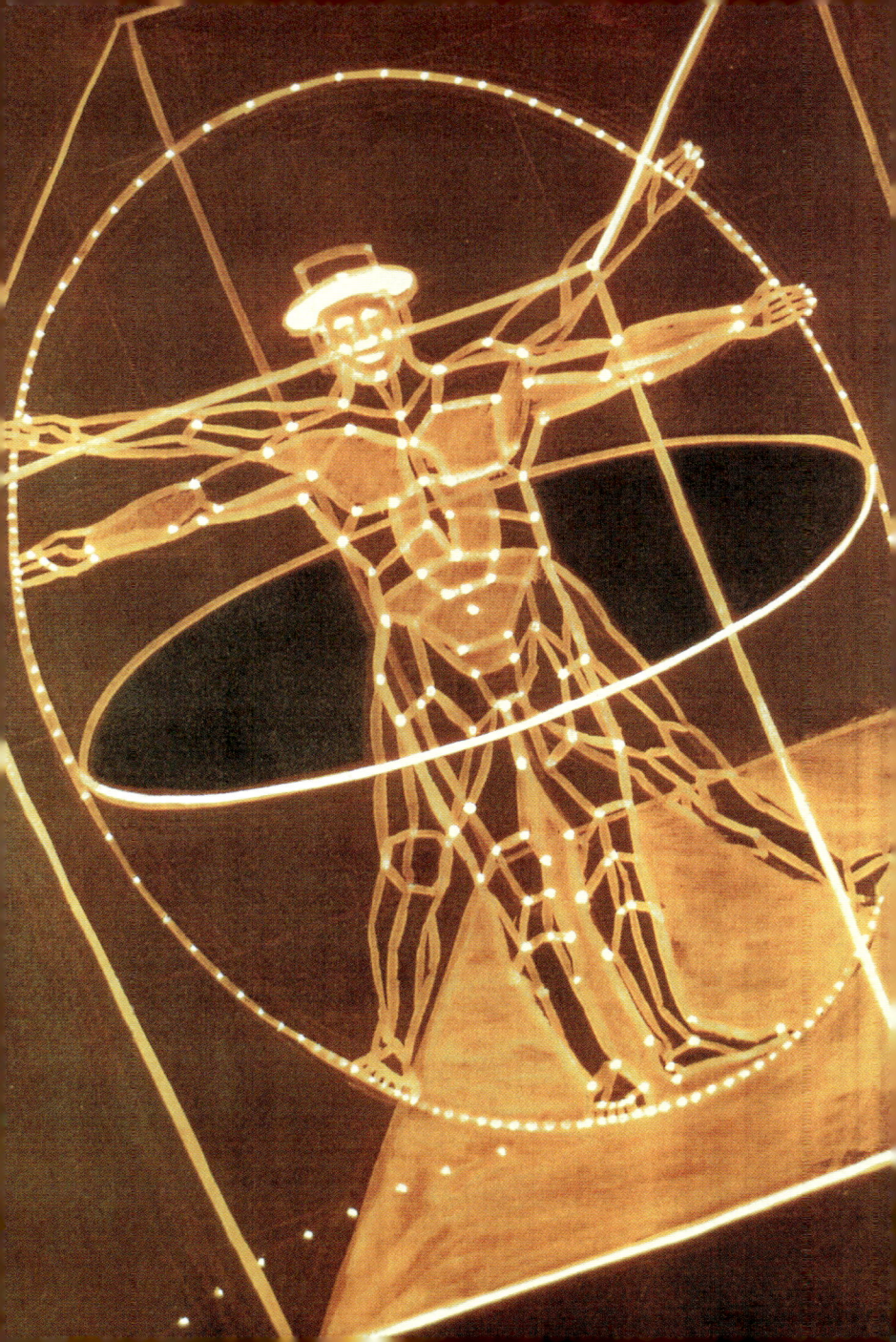

Die kinesiologische Behandlung

Die Kinesiologie ist ein offenes System, das sich ständig weiterentwickelt und neue Erkenntnisse aus verschiedenen Richtungen integriert. Es gibt also keine Richtschnur, wie eine kinesiologische Sitzung ablaufen sollte. Jeder Kinesiologe arbeitet mit den Methoden, auf die er sich spezialisiert hat, und bringt seine sonstigen Ausbildungen, Berufserfahrungen und Interessen mit ein.

Gemeinsam ist allen Kinesiologen, dass sie aus einer großen Bandbreite von Korrekturmöglichkeiten jeden Schritt der Behandlung einzeln austesten. Ich nenne diese Auswahl das Behandlungs- oder Korrekturmenü. Es ist nichts Statisches, sondern kann immer wieder verändert werden.

Die Kinesiologie löst Blockaden und stellt den natürlichen Energiefluss wieder her. In jeder kinesiologischen Sitzung bewegt sich etwas.

Gleichgewicht und Muskelkorrektur

Wir testen die Hauptmuskeln des Körpers und korrigieren die schwachen und verspannten mit dem Ziel, eine gute Haltung und ein Gleichgewicht in der Struktur des Körpers zu schaffen. Außerdem arbeiten wir mit Beckenschiefstand, verlagerten Wirbeln, den Kiefergelenken und ihren Muskeln, den Schädelknochen und der Stoßdämpferfunktion von Hüft-, Knie- und Sprunggelenken. Andere Tests und Korrekturen beziehen sich beispielsweise auf die Ileozökalklappe, eine Klappe am Übergang von Dünndarm zu Dickdarm, die bei Fehlfunktion zu Blähungen, Vergiftungserscheinungen, Kopfschmerzen, Verstopfung etc. führen kann.

Der Normalzustand im menschlichen Körper ist Harmonie. Das Energiesystem des Menschen nach der chinesischen Akupunkturlehre besteht aus insgesamt 14 Meridianen.

Der Muskelcheckup

Wenn wir die 14 Basismuskeln (siehe Tabelle Seite 124) testen und korrigieren, erzielen wir damit einen doppelten Effekt. Wir bekommen einen Überblick über den Gesundheitszustand der Testperson und stärken durch die Korrekturen ihren gesamten Organismus. Zu jedem der 14 Meridiane, aus denen das Energiesystem des Menschen besteht, gibt es einen Testmuskel. Er gibt Aufschluss darüber, ob die Energie in dem entsprechenden Meridian im Fluss ist und das Partnerorgan energetisch versorgt wird.

Erst wenn die Meridiane unseren Körper mit ausreichend Energie versorgen, können wir unsere Muskeln optimal bewegen.

Was sagen die Muskeln?

Testen alle 14 Muskeln stark, so ist das ein Zeichen für ein harmonisches Gleichgewicht im Körper. In der Praxis kommt es jedoch häufig vor, dass einzelne Muskeln dem Druck beim Testen nicht standhalten. Nun sollte man aus einem schwachen vorderen Deltamuskel bei einmaligem Testen nicht gleich den Schluss ziehen, die Gallenblase sei organisch krank. Schwache Muskeln zeigen Energieungleichgewichte in einem sehr frühen Stadium an. Es kann sein, dass Ihre Testperson cholerisch ist, überhaupt keine Wut kennt oder Fett nicht gut vertragen kann.

Wenn wir einen schwachen Muskel gefunden haben, wenden wir eine oder mehrere Möglichkeiten an, um ihn zu stärken. Muskeln, Organe, Meridiane, Nerven- und Lymphbahnen stehen in enger Beziehung zueinander und beeinflussen sich gegenseitig. So kann durch Muskeltest und Muskelkorrekturen das körperliche Gleichgewicht insgesamt wiederhergestellt werden. Die Korrektur bringt die Energie des entsprechenden Meridians wieder ins Fließen, wirkt positiv auf das zugehörige Organ sowie die Nerven und Lymphgefäße. Eine 14-Muskel-Balance wirkt harmonisierend auf den gesamten Organismus mit all seinen Funktionen. Regelmäßig angewandt, beugt sie der Entstehung von Krankheiten vor und führt zu Gleichgewicht und Wohlbefinden. Wer sich als Laie dafür interessiert und erste Erfahrungen im Testen der 14 Muskeln sammeln möchte, kann dies in Touch-for-Health-Seminaren (Gesund durch Berühren) erlernen. Hier werden das Testen und die verschiedenen Korrekturmöglichkeiten für die 14 Meridiane gelehrt.

Muskeln, Wirbel und Gelenke

Rückenschmerzen, verkrampfte Schultern oder Spannungskopfschmerzen sind für viele Menschen häufige Begleiter. Zunehmende Steifheit und Unbeweglichkeit gelten in unserer Zivilisation als durchaus übliche altersbedingte Verschleißerscheinung. Bei vielen Schulkindern in den ersten Klassen werden bereits gekrümmte Wirbelsäulen und unterschiedliche Beinlängen diagnostiziert. Es ist erstaunlich, wie früh Haltungsschäden auftreten und wie viele Menschen unter Schmerzen im Bewegungsapparat leiden. Selbst sportlich Aktive bleiben von diesen Problemen keineswegs verschont.
Röntgenbilder scheinen zu beweisen, dass die Gelenke bzw. die Knochen der auslösende Faktor für Haltungsschäden oder Schmerzen im Bewegungsapparat sind – verschobene Wirbel, eingeklemmte Bandscheiben, ein schiefes Becken oder geschädigte Knorpel in den Gelenken. Überraschenderweise gibt es jedoch Menschen mit katastrophalen Röntgenbildern, die keine Schmerzen empfinden. Die Ursache muss also woanders liegen.

Kinesiologie deckt Muskelschwächen auf und korrigiert sie. Das natürliche Zusammenspiel der Muskeln wird wiederhergestellt.

Die Rolle der Muskeln

Nur selten liegt der Auslöser von Gelenkbeschwerden, Beckenschiefstand oder Wirbelsäulenverkrümmungen im Knochengewebe selbst. In der Tat sind vielmehr die Muskeln für die meisten Gelenk- und Wirbelsäulenbeschwerden verantwortlich. An jedem Gelenk und an der Wirbelsäule setzen Muskeln an. Ihre Aufgabe ist es, den Gelenken und Wirbeln Halt zu geben. Nur wenn sie gesund und funktionsfähig sind, d. h., wenn sie wechseln können zwischen Anspannung und Entspannung, können sie Wirbel und Gelenke angemessen bewegen und stützen. Für jede Bewegung brauchen wir das Zusammenspiel von mindestens zwei Muskeln – einer spannt sich an, während sein Gegenspieler auf der anderen Seite des Armes, Beines oder der Wirbelsäule sich entspannt. Bei den meisten Bewegungen ist eine Vielzahl von Muskelgruppen in diesem Wechsel von Anspannung und Entspannung beteiligt. Es leuchtet ein, dass Muskeln die entscheidenden Akteure im gesamten Körper sind, wenn es darum geht, Wirbel, Becken und Gelenke in ihrer Position zu stützen.

Der Bewegungsapparat des Menschen setzt sich aus Muskeln, Sehnen, Bändern, Knochen und Gelenken zusammen. Die Kinesiologie arbeitet mit den Muskeln, die eine entscheidende Stützfunktion im Körper haben.

Wenn Muskeln nicht normal funktionieren

Ein gesunder, funktionierender Muskel kann sich jederzeit zusammenziehen und wieder entspannen. Ist er dazu nicht mehr in der Lage, gibt es Probleme. Aus der kinesiologischen Arbeit wissen wir, wie leicht und wie oft Muskeln diese natürliche Fähigkeit verlieren. Wir sind uns dieser Muskelschwächen nicht bewusst. Erst durch kinesiologisches Austesten werden sie – zu unserer Überraschung – eindeutig aufgedeckt.

Ein schwacher Muskel kann seine Stützfunktion genauso wenig ausüben wie ein hypertoner, also dauer-

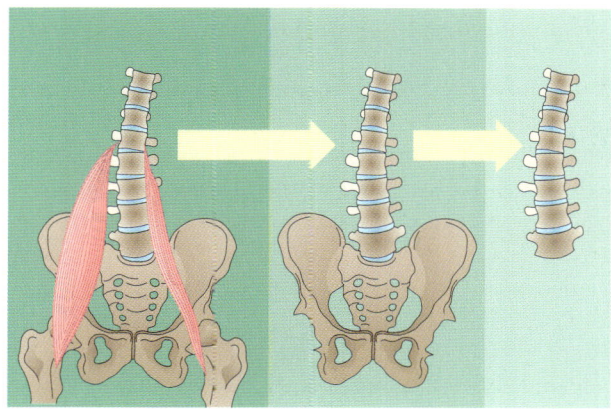

Unser Rückgrat wird von Muskeln links und rechts davon in seiner Position gehalten. Ist einer dieser Muskeln schwach oder andauernd verspannt, entsteht ein Ungleich- gewicht, was sich in Rücken- schmerzen äußert.

starker Muskel, der sich nicht mehr entspannen kann. So wie eine Schwingtür sich nicht zurück in die Mitte ein- pendeln kann, wenn eine Feder ausgeleiert ist und die andere sich zusammenzieht. so ist auch die Wirbelsäule ein sensibles System, das von Muskeln auf der linken und rechten Körperseite im Gleichgewicht gehalten wird. Einzelne verlagerte Wirbel sind die Folge von mus- kulären Fehlhaltungen oder Fehlfunktionen.

Die Wirbelsäule als Zentrum der Gesundheit

Die Kinesiologie ist u. a. aus der Chiropraktik hervorge- gangen. Ein Grundprinzip dieser Lehre ist, dass die Wir- belsäule der wichtigste Teil unseres Körpers ist. Aber wer hat heute noch eine gesunde Wirbelsäule? Unser Rückgrat wird von Muskeln in seiner Position gehalten. Solange die Muskeln funktionieren, ist unsere Haltung gut, und wir haben keine Probleme. Fällt einer oder mehrere Muskeln aus, entsteht Ungleichgewicht zu- nächst in den Muskeln, dann in den Knochen und even- tuell in den Nerven und Organen. Kinesiologie behan- delt die Muskelungleichgewichte und ihre Ursachen.

Unsere Wirbel- säule besteht aus drei Teilen: der Hals-, der Brust- und der Lendenwirbel- säule. Sie bildet unser Rückgrat, und von ihr treten Nerven in alle Organe und Teile des Körpers aus.

Wie eine Skoliose entsteht

S-förmige Wirbelsäulenverkrümmungen, die so genannten Skoliosen, sind meist auf einen Beckenschiefstand zurückzuführen. Dieser wiederum ist meistens nur möglich durch Verschiebungen im Gefüge der Muskeln. Schon ein Schiefstand von einem halben bis einem Zentimeter hat fatale Auswirkungen auf die gesamte Statik des Körpers. Ein Bein wirkt länger. Aber nicht die Beinknochen sind unterschiedlich lang, sondern durch das schief gestellte Becken werden die Beine in unterschiedlicher Höhe gehalten.

Werden Einlagen getragen, gewöhnen sich die Muskeln an die unnatürliche Stellung, und der Beckenschiefstand wird mit allen Folgen für Wirbelsäule und Rücken festgeschrieben. Das Becken steht nun schief, ebenso die Wirbelsäule, Schultern und Kopf. Unser Gleichgewichtsorgan im Gehirn registriert die ungerade Position und sorgt für Ausgleich. Um den Kopf trotzdem gerade zu halten, werden die Schultern in die andere Richtung verschoben, und als unausweichliche Folge verkrümmt sich die Wirbelsäule in der Form eines S.

Bei Muskelschmerzen oder Verspannungen testen wir in der Kinesiologie aus, ob die betreffenden Muskeln schwach oder dauerstark sind, und führen die notwendigen Korrekturen durch.

Bei Schmerzen und Verspannungen

Stress schlägt sich in den Muskeln nieder. Wir spannen bei Schrecken, Angst oder Wut unwillkürlich Muskeln an. Wird dies zum Dauerzustand, bleibt die notwendige Entspannung aus. Um Muskeln zu schützen, kann das Gehirn sie abschalten oder hyperton (dauerhaft angespannt) werden lassen. In beiden Fällen ist ihre Funktion eingeschränkt, und andere Muskeln müssen dies kompensieren. Sie werden nun ihrerseits überlastet. Schmerzen treten auf. Bei Problemen des unteren Rückens z. B. sind oft die abgeschalteten Bauchmuskeln der eigentliche Übeltäter. Werden sie gestärkt und übernehmen ihre Arbeit wieder selbst, können ihre Gegenspieler im Rücken entspannen, und die Rückenschmerzen lassen nach.

Hilfe bei Fehlhaltungen

Der Mensch benötigt für seine aufrechte Körperhaltung lediglich ein Fünftel seiner Energie. Das gilt aber nur für eine wirklich optimale Haltung, nicht für einen Menschen mit hängenden Schultern, krummem Rücken und gesenktem Kopf.

Menschen mit einer schlechten Körperhaltung sehen nicht nur nicht gut aus, sie stehen auch ständig unter Stress, denn sie verbrauchen für ihre Haltung mehr Energie als notwendig. Sie kämpfen gegen die Schwerkraft an, anstatt sie zu nutzen, wie es der Fall ist, wenn Beine, Becken, Wirbelsäule und Kopf aufeinander ruhen und sich stützen.

Mit Hilfe kinesiologischer Tests kann eine falsche Haltung Schritt für Schritt korrigiert werden. Gleichzeitig müssen die Ursachen für Muskelungleichgewichte im täglichen Leben – falsches Sitzen, tiefe Sessel, schlechte Autositze, durchgelegene Matratzen usw. – ausgeschlossen werden. Die Folgen sind eine ganz andere Ausstrahlung und eine Steigerung der Lebensenergie.

Bei verlagerten Wirbeln

Mit dem Muskeltest können wir genau herausfinden, welche Wirbel in ihrer Position verschoben sind. Mit sanftem Druck lassen sich seitlich verlagerte Wirbel zurück in die Mitte schieben. Wie immer vergewissern wir uns durch Nachtesten, ob die Korrektur erfolgreich war. Zusätzlich müssen die beteiligten Muskeln überprüft und korrigiert werden, damit sie den Wirbel nicht

Zu viel negativer Stress, eine falsche Sitzhaltung, ein gebeugter Gang und zu wenig Bewegung können schmerzhafte Verspannungen im Rücken- und Nackenbereich verursachen. Die Kinesiologie hilft, Anspannungen zu lösen und Muskeln zu balancieren.

wieder aus seiner nun richtigen Position herauszuziehen. Durch dieses ganzheitliche Vorgehen ist die kinesiologische Korrektur einzelner verlagerter Wirbel so wirksam und dauerhaft. Der Wirbel wird langsam zurückgeschoben, so dass die Muskeln sich allmählich anpassen können. Die anschließende Muskelbalancierung sorgt dafür, dass sie stabil bleiben.

Nach jeder Stimulation oder Punktmassage wird der behandelte Muskel nachgetestet, um zu überprüfen, ob er hält. Wenn die Korrektur erfolgreich war, ist er nun stark, wenn nicht, muss weitergeforscht werden.

Beckenschiefstand

Nach dem genauen Austesten der jeweiligen Art des Schiefstands wird das Becken sanft in die gerade Position zurückgebracht. Parallel dazu werden die mit dem Becken zusammenhängenden Muskeln getestet und korrigiert. Schwache abgeschaltete Muskeln können danach ihre Stützfunktion wieder ausüben, dauerstarke hypertone Muskeln wieder entspannen.

Nur wenn die Muskeln mitbehandelt werden, kann ein Beckenschiefstand dauerhaft beseitigt werden. Natürlich ist dies bei Erwachsenen, die schon jahre- oder jahrzehntelang mit diesem Ungleichgewicht leben, schwieriger zu bewerkstelligen als bei einem Kind, bei dem der Schiefstand nur Millimeter ausmacht und die Muskelschwächen und -verhärtungen um einiges leichter zu lösen sind.

Ein Test gibt Aufschluss

Probieren Sie selbst: Tasten Sie die nähere Umgebung eines schmerzhaften Gelenks vorsichtig mit der Hand ab. Sie werden wahrscheinlich an den Muskelansätzen mehrere empfindliche kleine Knötchen finden.
Massieren Sie diese Ablagerungen regelmäßig mit leichtem Druck, um die Muskeln zu entschlacken und ihre Beweglichkeit positiv zu beeinflussen.

Andere Gelenke

Auch Schmerzen in Knie-, Schulter-, Ellenbogen- oder anderen Gelenken sind in vielen Fällen auf Fehlhaltungen und -funktionen der Muskeln zurückzuführen. Ischiasbeschwerden beispielsweise können durch einen dauernd angespannten Pomuskel, den Piriformis, hervorgerufen werden. Auch Taubheitsgefühle in den Armen sind auf Muskelverspannungen zurückzuführen. Löst man sie kinesiologisch auf, verschwinden die Beschwerden. Zug um Zug werden Muskeln zu ihrer natürlichen Funktionsweise zurückgebracht und der in ihnen gespeicherte Stress gelöst. Schmerzen verschwinden, und die Bewegungsfreiheit kehrt zurück.

Ernährung und Stoffwechsel

Zu den Stoffwechselproblemen, die sich für eine kinesiologische Behandlung anbieten, gehören Fehl- und Mangelernährung, allergische Reaktionen und Nahrungsmittelunverträglichkeiten, Lymphstau, Belastung durch Candidapilze und Giftstoffe. Wir testen Schüßler-Salze für biochemisches Gleichgewicht, Nosoden zur Entgiftung und andere unterstützende Medikamente aus der Naturheilkunde aus. Allergien und Candidabefall können durch Muskeltesten festgestellt und in umfassenden Behandlungen korrigiert werden. Durch Massage bestimmter Lymphpunkte regen wir den Lymphfluss und die Entschlackung an. Mangel oder Überfluss an Vitaminen, Mineralstoffen und Spurenelementen werden aufgedeckt und entsprechende Nahrungsergänzungsstoffe ausgetestet. Ein individueller Ernährungsplan kann mit dem Muskeltest ermittelt werden.

Der Stoffwechsel reagiert deutlich auf seelischen Stress. Aber auch ein unverträgliches Nahrungsmittel kann für den Organismus zum Stressfaktor werden.

Allergien und Pilzbelastungen

In der Kinesiologie unterscheiden wir zwischen Allergien, bei denen schon die geringste Menge einer Substanz eine Energiestörung auslöst, und Unverträglichkeiten, bei denen erst eine bestimmte Menge eines Nahrungsmittels zu einer unerwünschten Reaktion führt.

Der kinesiologische Allergietest funktioniert auf der Energieebene. Wir bringen eine Substanz auf bestimmte Testpunkte des Körpers und ermitteln mit dem Muskeltest, ob sie eine Energiestörung hervorruft oder nicht. Dieses Verfahren ist sehr schonend. Ohne dass der möglicherweise allergieauslösende Stoff eine chemische Reaktion hervorruft, gibt es Auskunft über die ablaufenden elektromagnetischen Prozesse.

Mit einem speziellen Test können Sie feststellen, ob ein Nahrungsmittel Ihrem Körper Energie gibt oder nicht. Es ist kein Allergietest. Dieser sollte nur von ausgebildeten Kinesiologen durchgeführt werden.

Selbsthilfe – der Nahrungsmitteltest

Der Nahrungsmitteltest ist ein hilfreiches Instrument, um Ihre Ernährung so zu gestalten, dass Sie Ihre Lebensenergie damit steigern.

Sie können ihn mit einer anderen Person oder als Selbsttest durchführen. Entspannen Sie sich, bevor Sie anfangen, atmen Sie ein paar Mal tief durch, und trinken Sie bei Bedarf etwas klares Wasser.

▶ Machen Sie die Vortests und eventuell Korrekturen, bis Sie einen starken und schwachen Muskel identifizieren können.

▶ Bringen Sie das zu testende Nahrungsmittel auf Ihre Thymusdrüse in der Mitte des oberen Brustkorbs.

▶ Ein schwacher Muskel zeigt Ihnen, dass dieses Nahrungsmittel zurzeit für Sie nicht geeignet ist. Ein starker Muskel ist ein Hinweis, dass das Lebensmittel Ihre Energie stärkt.

ALLERGIE- UND PILZBEHANDLUNG

Die kinesiologische Behandlung ist dreigleisig: Energie-
balance, Naturheilmittel und Diät. Sie sollte von Kinesiologen durchgeführt werden, die sich auf die Behandlung
von Allergien und Pilzerkrankungen spezialisiert haben,
und kann sehr gut mit anderen naturheilkundlichen Methoden kombiniert werden.

Energiebalance
Nach sorgfältiger Austestung des Gesundheitszustands
und der Verträglichkeit einzelner Substanzen versetzt
die Energiekorrektur den Körper in die Lage, seine Selbstheilungskräfte zu aktivieren. Er lernt, auf die Allergene
nicht mehr mit einer Energiestörung zu reagieren und
die Pilze unter Kontrolle zu halten. Bei dieser Balancierung werden alle betroffenen Meridiane gestärkt, und
der freie Energiefluss setzt blockierte biochemische
Reaktionen in Gang. Die natürlichen Abwehrkräfte des
Körpers können wieder voll funktionieren.

Naturheilmittel
Das zweite Standbein der Allergie- und Pilzbehandlung
sind naturheilkundliche Medikamente, die individuell
ausgetestet werden können. Sie regulieren das Immunsystem und entgiften den Körper. Sie helfen auch, die
Pilzbesiedlung in ein harmonisches Gleichgewicht
zurückzuführen und die natürliche Darmflora wieder
aufzubauen.

Diät
Dritter und wichtiger Bestandteil einer umfassenden Al-
lergie- und Pilzbehandlung ist die Diät. Die allergieauslösenden Nahrungsmittel, alle Süßigkeiten und jegliche
hefe- und schimmelhaltige Nahrung müssen eine Zeit
lang gemieden werden, so dass der Körper sich erholen
und frei von Allergiesymptomen werden kann.

Bei komplexen Allergien liegt immer auch eine Candidabelas-tung vor, so dass ihre Behandlung mit einer umfas-senden Reini-gung des Kör-pers von Pilzen einhergehen muss.

Woran Sie eine Candidabelastung erkennen

Die Belastung mit Candida albicans und anderen Pilzen wird immer häufiger als Ursache von Beschwerden vermutet. Pilze gehören zur natürlichen Besiedelung des Dickdarms.

Ein deutlicher Hinweis auf eine Candidabelastung ist die Sucht nach Süßigkeiten und hefehaltigen Nahrungsmitteln, meist in Kombination mit Verdauungsproblemen und depressiven Verstimmungen. Ebenso ist eine Pilzbelastung fast immer bei Menschen festzustellen, die auf sehr viele Stoffe allergisch reagieren und nahezu keine Nahrungsmittel mehr vertragen können. Allergien und Pilze nähren sich gegenseitig.

Die bei chronischen Allergien und Pilzüberwucherung freigesetzten Gifte schwächen das Immunsystem, so dass der Körper der Belastung noch weniger entgegenzusetzen hat. Ein Teufelskreis hat sich gebildet.

Sie können Ihren Zahnarzt bitten, Ihnen kleine Plättchen mit den infrage kommenden Legierungen zu geben, und diese von einem professionellen Kinesiologen auf ihre Verträglichkeit hin testen lassen.

Testen von Candida und anderen Pilzen

Der kinesiologische Test auf Pilzbelastung wird in der gleichen Weise durchgeführt wie der Allergietest. Teströhrchen mit Candida, Schimmelpilzen und anderen Pilzarten werden in das Energiefeld der Testperson gebracht, und unter Berührung bestimmter Allergiepunkte wird mit dem Muskeltest ihre Wirkung auf das Energiesystem ermittelt.

Da Candida bei Stuhluntersuchungen manchmal nicht feststellbar ist, bietet dieser Test den Vorteil, dass er sofort Auskunft über das Ergebnis gibt und eine Energiestörung durch Pilze untrüglich anzeigt.

Der Test sollte sicherheitshalber ausschließlich von kinesiologisch arbeitenden Heilpraktikern und Ärzten durchgeführt werden.

Das Austesten von Medikamenten

Beim kinesiologischen Testen von Arzneimitteln ist es unerlässlich, dass der Tester mit der Anwendungs- und Wirkungsweise des Mittels vertraut ist. Es sollte nur von Heilpraktikern und Ärzten durchgeführt werden.

Aus dem großen Angebot an Naturheilmitteln auf pflanzlicher Basis, Schüßler-Salzen für das biochemische Gleichgewicht und homöopathischen Mitteln in niedrigen Potenzen können ganzheitlich arbeitende Therapeuten mit dem Muskeltest dasjenige herausfinden, das für den Patienten die optimale Heilwirkung hat. Problematisch ist das Testen von Medikamenten mit starken Nebenwirkungen. Sie verursachen meist Energiestörungen und damit ein schwaches Testergebnis. Nutzen und Schaden müssen im Einzelfall gegeneinander abgewogen werden. Auch Zahnärzte wenden in ihrer Praxis den Muskeltest an, um Komplikationen durch unterschiedliche Zahnersatzmaterialien auszuschließen. Sie überlassen dem Körper ihrer Patienten in letzter Instanz die Entscheidung, welche Materialien problemlos kombiniert werden können.

Emotionaler Stressabbau

Auf dieser Ebene werden körperliche Ungleichgewichte behandelt, die durch Emotionen hervorgerufen wurden. Wir berücksichtigen Gedanken, Glaubenssätze und Gefühle über Situationen und Ereignisse.

Bei undefinierbarem Unbehagen können wir die genaue Gefühlslage austesten und unbewusste Ängste, Sorgen oder Vorstellungen aufdecken. Emotionaler Stress, der im Körper gespeichert wurde und zu Muskelungleichgewichten und Schmerzen führen kann, wird abgebaut.

Bei der Veränderung von Glaubenssätzen in der therapeutischen Praxis geht es nicht darum, etwas zu bekämpfen oder zu beseitigen, sondern das Repertoire an Möglichkeiten zu erweitern.

Glaubenssätze kreativ verändern

Unsere Glaubenssätze entscheiden darüber, mit welcher Sicht der Dinge, welcher Wahrnehmung anderer Menschen und welchem Verhalten wir durchs Leben gehen. Sie nehmen Einfluss auf Beziehungen, Gesundheit, beruflichen Erfolg und sogar unsere Intelligenz. Manchmal gruppieren sie sich um einen Kernglaubenssatz, z. B. »Ich bin nicht liebenswert«.

Kinesiologie unterstützt Menschen bei denjenigen Entwicklungen, die sie selbst anstreben. Voraussetzung ist die innere Bereitschaft, etwas zu verändern.

Wie schätzen wir uns ein?

Überprüfen Sie selbst: Denken Sie an etwas, das Sie gut können. Ihre Glaubenssätze zu dieser Fähigkeit lauten wahrscheinlich: »Es fällt mir leicht …«, »Ich bin begabt«, »Ich habe schon immer gut …«, »Ich schaffe es«.
Nun nehmen Sie etwas anderes, worin Sie nicht so gut sind, und fragen Sie sich nach Ihren Überzeugungen dazu. Sie könnten heißen: »Ich kann es nicht«, »Andere sind besser als ich«, »Es klappt sowieso nicht«, »Das ist nichts für mich«.

Wenn Ihnen negative Glaubenssätze bewusst werden, können Sie sie loslassen und neue, positive dafür finden. Wiederholen Sie sie oft – Sie werden neuen Mut gewinnen, und Ihr Leben wird licht werden.

Die Glaubenssätze der ersten Gruppe erlauben Ihnen, alle Ihre – auch unbewussten – Kräfte und Talente zu mobilisieren und zu Ihrem Vorteil zu nutzen. Sie verschaffen Ihnen entsprechende Erfolgserlebnisse und motivieren Sie zu immer neuen Herausforderungen. Die zweite Gruppe der Überzeugungen dagegen verbaut Ihnen die Chance zum Erfolg, weil Sie aufgrund Ihrer inneren Begrenzungen sich gar nicht erst bemühen, Ihr Bestes zu geben.

Der Einfluss auf die Heilung

Gerade bei Krankheit entscheiden Überzeugungen über Heilungschancen mit. Es macht einen großen Unterschied, was man für möglich hält und was nicht. Diese und andere Glaubenssätze über Allergien beeinflussen ganz entscheidend den Behandlungsverlauf:

▶ **Die genetische Programmierung:** Schon mein Großvater war allergisch. – Deshalb muss ich es nicht werden.

▶ **Die äußeren Umstände:** Allergien nehmen sprunghaft zu. Jeder Dritte ist bereits allergisch. – Ich kann eine Menge für meine eigene Gesundheit tun.

▶ **Die Entstehung von Allergien:** Wir nehmen viel Gift aus Luft und Nahrung zu uns, wie soll der Körper das verkraften? – Krankheit entsteht nicht von heute auf morgen, und nicht jeder wird krank.

▶ **Die Ernährung:** Es ist gar nicht möglich, sich gesund zu ernähren. – Ich finde die Ernährung, bei der ich mich am wohlsten fühle.

▶ **Die Allergie als Bestandteil der Person:** Ich bin Allergiker. Meine Tochter ist Allergikerin. – Ich kann den Kreis durchbrechen.

▶ **Die Heilungschancen:** Ich bin nun mal allergisch und werde es bleiben. – Ich bin bereit, alles dafür zu tun, um gesund zu sein.

Bei kranken Kindern spielen auch die Überzeugungen der Eltern eine große Rolle: Glauben sie an den Erfolg einer ganzheitlichen Behandlung, dann hat ihr Kind bessere Heilungsaussichten.

Neuprogrammierung mit Kinesiologie

Selbst wenn wir es wollten, kann niemand unsere tief sitzenden Überzeugungen für uns verändern. Diese Arbeit müssen wir selbst leisten. »Können Sie mich da umprogrammieren?« fragte ein Klient, als ihm ein wichtiger hinderlicher Glaubenssatz bewusst wurde. Meine Antwort war natürlich ein klares Nein. Ich kann aber als Therapeutin Anleitung und Unterstützung geben, neue nützliche Glaubenssätze zu entwickeln.

Wenn die Bereitschaft da ist, sich auf die eigenen Gefühle einzulassen, wird Veränderung leicht. Dann kann Heilung im Sinn von Ganzwerden erfolgen.

Vergangenheit ist subjektiv

Genauso wenig wie es eine einzige Realität gibt – jeder filtert sich aus der Fülle des Lebens seine persönliche Wirklichkeit heraus –, existiert auch eine objektive Vergangenheit. So wie zwei Menschen in der gleichen Situation unterschiedliche Dinge wahrnehmen, speichert jeder seine individuelle Sicht und sein emotionales Erleben. Kein Wunder, dass beide sich im Rückblick auf verschiedene Details konzentrieren und jeder das Ereignis anders sieht. Verschieben wir den Blickwinkel, erleben wir eine veränderte Vergangenheit.

Wie Kinesiologie emotionalen Stress auflöst

Während einer Balancierung kann der Körper der Testperson den Weg zu einem unverarbeiteten Erlebnis weisen. Wir testen aus, in welchem Alter es stattgefunden hat oder wo der Ursprung des Problems liegt. Wenn jemand bei »Ich möchte gesund sein« schwach testet, wurde er nicht mit diesem Glaubenssatz geboren. Wir können Jahr für Jahr zurückgehen und den Zeitpunkt austesten, zu dem der Umschwung vom natürlichen Bedürfnis nach Gesundheit hin zur Selbstsabotage stattgefunden hat, und das auslösende Ereignis identifizieren.

EMOTIONALEN STRESS ABBAUEN

So werden Sie den eigenen Stress los

Diese Übung können Sie für jede Art von Sorgen und Belastungen anwenden, um den Kopf wieder frei zu bekommen und die Anspannung des Tages aufzulösen.

● Sorgen Sie dafür, dass Sie für eine Weile ungestört sind, und machen Sie es sich bequem.

● Schließen Sie die Augen, und legen Sie Ihre Fingerkuppen leicht auf die Stirnhöcker.

● Denken Sie an das Thema, das Sie belastet. Spielen Sie den inneren Film in allen Varianten durch, und lassen Sie Gedanken und Gefühle kommen und gehen.

● Machen Sie damit weiter, bis Sie sich nicht mehr auf das Problem konzentrieren können und Sie unter beiden Fingerkuppen ein gleichmäßiges Pulsieren spüren.

● Öffnen Sie die Augen, und nehmen Sie wahr, wie Sie sich fühlen und was sich verändert hat.

● Wiederholen Sie bei Bedarf diesen Prozess, bis Sie ohne jedes negative Gefühl daran denken können bzw. neue kreative Ideen und Lösungen aufgetaucht sind.

So helfen Sie einem anderen, Stress abzubauen

● Bitten Sie den erschöpften und gestressten Menschen, die Augen zu schließen und sich auf das problematische Thema in allen Einzelheiten zu konzentrieren.

● Legen Sie ihm eine Hand flach auf die Stirn und die andere an den Hinterkopf in Höhe der Schädelbasis. Wenden Sie sich mit liebevoller Aufmerksamkeit ganz und gar diesem Menschen zu.

● Nach einigen Minuten fragen Sie: »Wie geht es?« Lautet die Antwort nur: »Schon besser«, machen Sie noch eine Zeit lang weiter.

● Die Übung ist abgeschlossen, wenn der andere vollkommen ruhig und entspannt ist.

Die Stirnhöckerübung kann bei Einschlafschwierigkeiten sehr hilfreich sein, um die Hektik des Tages abklingen zu lassen. Sie kann auch nach einem schlechten Traum zur Beruhigung eingesetzt werden

Korrekturen bringen Gleichgewicht

Ist der Zeitpunkt und damit der Ursprung eines Stresses, Verhaltensmusters, Glaubenssatzes, Konflikts oder negativen Selbstbilds identifiziert und sind die zugehörigen Informationen im Körper aktiviert, wenden wir uns der Korrektur zu. Auch bei der Arbeit mit Vergangenheitserlebnissen testen wir aus, wo die Priorität liegt. Das kann die Balancierung einzelner Muskeln oder eines Beckenschiefstands, die Massage von Lymphpunkten, eine Bach-Blüte, emotionaler Stressabbau, Meridiankorrekturen, lerngymnastische Übungen, Klopfen von Akupunkturpunkten und jede andere Möglichkeit aus dem Behandlungsspektrum sein. Nachdem wir die erforderliche Maßnahme durchgeführt haben, zeigt oft ein tiefer Atemzug oder große Erleichterung an, dass die Korrektur ausgereicht hat. Wir testen nach, ob wir den Stress bis auf null Prozent gelöscht haben – erst dann gehen wir in die Gegenwart zurück.

Im westlichen Denken und Körperverständnis werden einzelne Körperteile als getrennt voneinander betrachtet. Die östliche Lehre geht von der Einheit des Körpers und der Wechselwirkung seiner Teile untereinander und mit der Umwelt aus.

Balancierung von Körperenergien

Bei der Balancierung werden die 14 Meridiane im Körper getestet. Ein Energieungleichgewicht kann durch Stimulation von Akupunkturpunkten ohne Nadeln wieder ausgeglichen werden. Dadurch werden auch Gehirn, Wirbelsäule, Organe und Drüsen beeinflusst. Bei Lern- und Gedächtnisproblemen wird die Integration der beiden Gehirnhälften angestrebt. Die Energiekreisläufe zu Augen und Ohren werden überprüft und korrigiert. Die Zentrierung, d. h. die Reaktion auf Schreck, und das Energieniveau der Thymusdrüse werden ausgetestet und gestärkt.

Energie durch Akupunktur ohne Nadeln

Gezielt in bestimmte Akupunkturpunkte gesetzte Nadeln bringen den Energiefluss im ganzen Körper wieder ins Gleichgewicht. Sie lösen Blockaden in Form von Über- und Unterenergie auf und versetzen den Körper in die Lage, gesundheitliche Störungen und Beschwerden zu heilen.

Weniger bekannt ist, dass die Meridiane, ihre entsprechenden Organe und damit die gesamte körperliche und seelische Verfassung auch ohne Nadeln positiv beeinflusst werden können. Für jeden Meridian gibt es Punkte und Körperzonen, die durch Halten, Klopfen oder Massieren stimuliert werden.

Außerdem wirken spezielle Bewegungsübungen auf die einzelnen Meridiane. Mit dem Muskeltest können wir individuell bestimmen, welches Behandlungs- oder Selbsthilfeprogramm bei einem Problem angezeigt ist.

Die Namen der 14 Meridiane leiten sich von den jeweiligen Lebensfunktionen her: Das sind in den meisten Fällen die zugeordneten Organe.

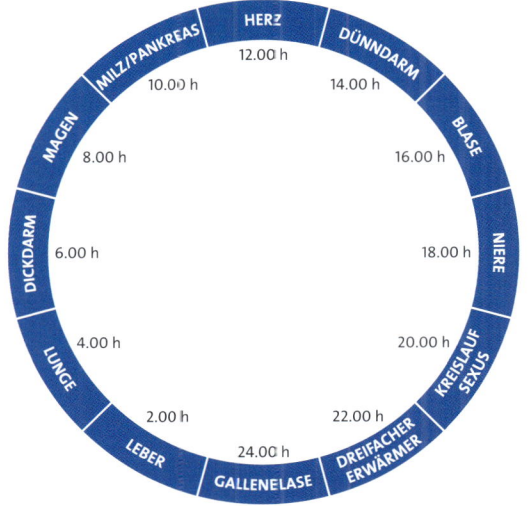

Jeder Meridian hat eine Zeit von zwei Stunden täglich, in der seine Energie am höchsten ist. Die Kinesiologie berücksichtigt die Meridianuhr bei Beschwerden, die chronisch auftreten oder sich zu einer bestimmten Uhrzeit verschlimmern.

Die Meridianuhr

Jeder Meridian hat eine Zeit von zwei Stunden täglich, in der seine Energie am höchsten ist. So ist z. B. von fünf bis sieben Uhr morgens Dickdarmzeit. Zwölf Stunden später erreicht die Energie eines Meridians ihren Tiefpunkt. Dieses Phänomen könnte Energieschwankungen im Lauf des Tages erklären. Die persönliche Meridianuhr kann auch ein bis zwei Stunden vor- oder nachgehen. Morgen- und Nachtmenschen haben möglicherweise unterschiedlich gehende Meridianuhren. Solche individuellen Energierhythmen kann die Kinesiologie genau austesten. Wir berücksichtigen die Meridianuhr bei Beschwerden, die chronisch auftreten oder sich zu einer bestimmten Uhrzeit verschlimmern. Der Lebermeridian ist am aktivsten zwischen drei und fünf Uhr nachts. Aufwachen um diese Zeit könnte ein Hinweis auf Überlastung der Leber sein.

Außer mit dem jeweiligen Organ sind die Meridiane mit bestimmten Farben und Empfindungen verknüpft.

Energieungleichgewichte

Durch Goodhearts Entdeckung von der Verbindung zwischen Muskeln und Meridianen ist es auch ohne eine jahrelange Ausbildung in Akupunktur möglich, einen Überblick über das Energiesystem und seine Blockaden zu gewinnen. Es gibt eine Reihe von Testmethoden, um den Energiezustand jedes einzelnen Meridians festzustellen. Die drei gebräuchlichsten verwenden die so genannten Alarmpunkte, die 14 Muskeln und die Pulse an den Handgelenken.

Auf jedem Meridian gibt es einen Alarmpunkt, den wir kinesiologisch testen können. Beim Muskeltesten berührt der Tester leicht den Alarmpunkt. Gibt der Muskel beim Testen nach, ist dies ein Anzeichen für Überenergie im betreffenden Meridian.

Wir wissen, dass jeder der 14 Basismuskeln in Beziehung zu einem Meridian steht. Muskelschwächen können Unterenergie im Partnermeridian anzeigen.

Mit der Pulsdiagnose gewinnen chinesische Akupunkteure ein äußerst differenziertes Bild vom Energiezustand ihres Patienten. Das Tasten erfordert große Feinfühligkeit und Erfahrung. Durch das kinesiologische Testen der Meridianpulse bekommen wir einen Überblick über den Energiezustand aller Meridiane und können Über- und Unterenergien genau lokalisieren.

Den freien Energiefluss wiederherstellen

Nachdem wir Energieblockaden in einzelnen Meridianen ausgetestet haben, können wir unterschiedliche Methoden anwenden, um sie aufzulösen.

Die tonisierenden und die sedierenden Punkte

Für jeden Meridian gibt es tonisierende, d. h. anregende Akupunkturpunkte, die Unterenergie ausgleichen, und sedierende, beruhigende Punkte, die Überenergie balancieren. Jeweils zwei Punkte werden in einer genau festgelegten Kombination und Reihenfolge leicht berührt, bis in den Fingerkuppen ein gleichmäßiges Pulsieren zu spüren ist.

Die Anfangs- und Endpunkte der Meridiane

Hat man Überenergie ausgetestet, kann man diese korrigieren, indem man zur gleichen Zeit die Anfangs- und Endpunkte des gestörten Meridians hält. Bei der Korrektur des Blasenmeridians z. B. berührt der Klient die Anfangspunkte im inneren Augenwinkel, und der Behandler hält die Endpunkte an der Außenseite der kleinen Zehen. Wenn beide ein leichtes Pulsieren spüren, ist die Energie wieder gleichmäßig ins Fließen gekommen.

Der ungehinderte oder gestörte Energiefluss in den Meridianen entscheidet über Gesundheit oder Krankheit. Durch Beseitigen der Blockaden kann das Wohlbefinden wiederhergestellt werden.

Die Meridianmassage

Bei dieser Korrektur streichen wir einen oder mehrere Meridiane in ihrer gesamten Länge aus. Dies geschieht durch die Kleidung hindurch und in einem Abstand von bis zu zwei Zentimetern über dem Körper. Dabei massieren wir einen Meridian bei Unterenergie in Verlaufsrichtung, um ihn zu stärken. Bei Überenergie streichen wir entgegen seiner Fließrichtung und schwächen ihn, um die Energien im ganzen System in die Balance zu bringen.

Das Meridianwandern

Diese Methode hilft bei Schmerzen. Der Behandler legt eine Hand auf die schmerzhafte Stelle und wandert mit der anderen den am nächsten liegenden Meridian oder eine Teilstrecke davon Punkt für Punkt ab. Alle Punkte, die empfindlich reagieren, hält oder massiert er vorsichtig, bis der Schmerz verschwunden ist.

Farben können Körper und Seele nachhaltig beeinflussen. Kennt man ihre Wirkungen genauer, kann man sie zur gezielten Harmonisierung einsetzen.

Die Farbtherapie

Farben wirken auf Körper und Seele, z. B. das Grün in der Natur, Kleidung in bestimmten Farben, die Farbgestaltung bei der Wohnung. In der modernen Physik wird Licht als elektromagnetische Schwingung beschrieben. Nach diesem Modell entspricht jede Wellenlänge einer bestimmten Farbe in der Reihenfolge des Regenbogens. Reine Farben sind Energieimpulse, die genau gemessen werden können. Nicht nur das menschliche Auge, sondern der ganze Körper ist ein Lichtempfänger. Unsere Zirbeldrüse wird durch Licht aktiviert und antwortet mit Hormonausschüttung.

DIE WIRKUNG DER FARBEN

Rot regt an

Die Farbe, auf die der Körper am stärksten reagiert, ist Rot. Es aktiviert alle Funktionen, die für Kampf oder Flucht notwendig sind. Die Chinesen ordneten Rot dem Feuer und seinen vier Meridianen zu: Herz, Dünndarm, Kreislauf-Sexualität und Dreifacher Erwärmer. Die Emotionen dazu sind breit gefächert – Liebe, Freude und Glück, aber auch Ärger und Hysterie.

Blau dämpft und beruhigt

Alle Funktionen, die durch Rot aktiviert werden, werden durch Blau gedämpft. Blau regt den Parasympathikus an, der für Entspannung zuständig ist. Die Muskelreaktion verlangsamt sich. Adrenalinausschüttung, Blutdruck und Puls sinken. Muskeln und Nerven entspannen sich. In der chinesischen Medizin symbolisiert Blau Wasser und die Meridiane Blase und Nieren. Zu ihnen gehören Angstgefühle, aber auch Mut und Zuversicht.

Grün harmonisiert

Mit der Farbe Grün verbinden wir die Natur. Grünes Licht wirkt harmonisierend. Anders als Blau bringt es in die Mitte, ohne irgendwelche Körperfunktionen zu dämpfen. Die chinesische Medizin verbindet mit Grün Holz und die Meridiane Gallenblase und Leber. Das Gefühlsspektrum umfasst Glück und Harmonie, aber auch Wut sowie Hilflosigkeit und Passivität.

Gelb regt den Geist an

Gelbes Licht macht wach und aufmerksam. Es ist die am besten geeignete Farbe für geistiges Arbeiten und Konzentration. In der chinesischen Medizin symbolisiert Gelb die Erde und die Meridiane Milz-Pankreas und Magen mit den Emotionen Zutrauen, Vertrauen, Sympathie und Mitgefühl.

Als Mischung von Rot und Gelb hat Orange sehr angenehme Eigenschaften. Es wirkt nicht so aggressiv wie Rot, regt aber den Kreislauf und andere Körperfunktionen leicht an. Das Gelb darin macht den Kopf klar.

Lichtbehandlung in der Medizin

▶ Blaues Licht wird heute zur Behandlung von Gelbsucht bei Neugeborenen verwendet. Da die Leber des Säuglings noch nicht in der Lage ist, den Giftstoff Bilirubin umzuwandeln, übernimmt blaues Licht im Körper diese Arbeit.

▶ Bei Winterdepression wird weißes Licht eingesetzt, um die Zirbeldrüse zu überlisten. Sie ist für den Lichthaushalt zuständig und sorgt an dunklen Tagen für mehr Melatonin, das manche Menschen depressiv werden lässt. Weißes Licht führt zum Ansteigen der Kortisolproduktion und muntert auf.

▶ Ultraviolettes Licht hat sich bei der Behandlung von Schuppenflechte bewährt, und infrarotes Licht wird in medizinischen Praxen eingesetzt, um Wärme zu spenden und die Muskeln zu lockern.

Farbiges Licht ist ein angenehmer und wirksamer Baustein einer kinesiologischen Behandlung. Gleichgewicht und Wohlbefinden stellen sich meist schon nach kurzer Farblichtbestrahlung ein.

Individuelle Farblichtbehandlung

In der kinesiologischen Praxis kann Farblichttherapie unterstützend eingesetzt werden. Die Farben werden grundsätzlich ausgetestet. Farbiges Licht harmonisiert, wenn es die richtige Schattierung hat, die Emotionen. Durch das seelische Gleichgewicht kommen auch die Selbstheilungskräfte in Gang. Zu Beginn jeder Behandlung teste ich aus, welche Farbe in der Farblampe für den Klienten angenehm und ausgleichend wirkt. Aus dem Kasten auf Seite 93 geht hervor, welche Farbe im Allgemeinen bei welchen Problemen geeignet ist.

Chakrabehandlung mit Farblicht

Chakras sind Energiezentren entlang der Wirbelsäule. Insgesamt sieben Hauptchakras mit ihren zugehörigen Organen und Farben bilden das Energiesystem.

Das Konzept der Chakras stammt aus der indischen Medizin. Während in der chinesischen Medizin der Mensch gesund ist, wenn die Energie in allen Meridianen frei fließt, sind nach der indischen Lehre unausgeglichene Chakras verantwortlich für körperliche und seelische Probleme. Chakras lassen sich sehr gut mit farbigem Licht behandeln. Dabei können wir in der Kinesiologie mit Muskeltests leicht herausfinden, durch welche Farbe ein Chakra balanciert wird. Die Kombinationen gründen sich auf das individuelle Austesten. Erfahrungen in der Praxis haben z. B. Folgendes gezeigt:

Chakras werden auch in anderen ganzheitlichen Behandlungsmethoden wie z. B. der Edelsteintherapie stimuliert.

▶ Gelbes Licht auf das Scheitel- oder Stirnchakra löst Fixierungen und schafft innere Weite.

▶ Gelb oder Orange auf das Kehlkopfchakra hilft bei Kommunikationsproblemen.

▶ Grün oder Rot auf das Herzchakra macht das Herz weit und hilft bei zwischenmenschlichen Konflikten.

▶ Das Solarplexuschakra wird bei Antriebsschwäche durch Gelb oder Orange, bei Überaktivität durch Blau ausgeglichen. Rot auf das Basischakra gibt festen Boden unter den Füßen bei Weltflucht oder Lebensferne.

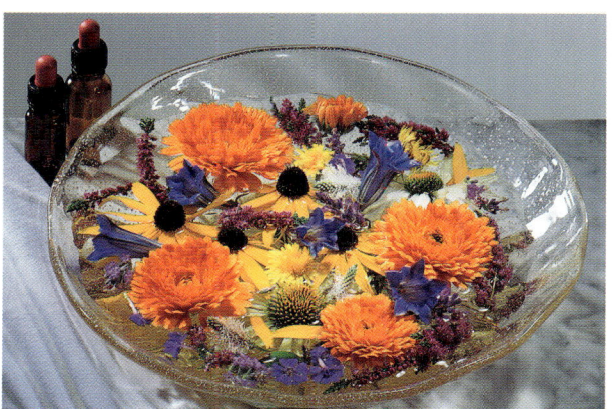

Blüten sind ebenfalls ein wichtiger Baustein in der kinesiologischen Behandlung. Sie fördern die Heilungs- und Bewusstseinsprozesse.

Heilen mit Blütenessenzen

1930 entdeckte der englische Arzt Dr. Edward Bach, dass wild wachsende Blumen die Kraft haben, positiv auf verschiedene Seelenzustände einzuwirken.

Blütentherapie und Kinesiologie ergänzen sich. Blüten sind ein wichtiger Baustein in der kinesiologischen Behandlung. Die passenden Blütenessenzen fördern die in den Sitzungen ausgelösten tief gehenden Heilungs- und Bewusstseinsprozesse. Durch das Austesten der Blüten mit Muskeltests ist garantiert, dass die richtigen Essenzen in der optimalen Dosierung gegeben werden.

Blüten bringen Klarheit

Blütenessenzen in der kinesiologischen Behandlung wirken immer dann klärend, wenn der Klient sich über die eigenen Gefühle oder die Hintergründe eines körperlichen oder seelischen Problems nicht im Klaren ist. Sie treffen den Kern des Themas, halten uns einen Spiegel vor und führen zu neuen Erkenntnissen. So könnten bei einem Menschen, der unter Ausgebranntsein leidet, neben einer kinesiologischen Energiebalancierung auch verschiedene Blüten neues Bewusstsein schaffen.

Genau wie Musik oder ein Kunstwerk in uns etwas zum Klingen bringen kann, kann eine Blütenessenz etwas in unserer Seele bewirken. Nicht selten folgt darauf Heilung auch auf körperlicher Ebene.

Welche Blüte für welche Unterstützung?

Eine kleine Auswahl an Blütenessenzen bei Energiemangel:

▶ Die Bach-Blüte Oak braucht jemand, der trotz deutlicher Erschöpfungsanzeichen immer weiter kämpft.
▶ Die Bach-Blüte Olive ist dann angezeigt, wenn man sich geistig und körperlich völlig ausgelaugt fühlt.
▶ Die kalifornische Blüte Nasturtium gibt den Hinweis, dass bei einem verstandesbetonten Menschen der Ausgleich zur vielen Kopfarbeit, z. B. durch Sport, fehlt.
▶ Die kalifornische Blüte Aloe vera bedeutet, dass das natürliche Ruhebedürfnis und das Gefühlsleben zu kurz kommen.

Individuell und flexibel in der Anwendung

Durch die Möglichkeit, die passende Blütenessenz mit dem Muskeltest zu bestimmen, können Klient und Behandler sicher sein, dass die Auswahl richtig getroffen ist. Niemand weiß besser als der Körper eines Menschen, welche Blüten und damit welchen Anstoß zur Weiterentwicklung oder Wiederherstellung des Gleichgewichts er gerade braucht.

Mehr über Bach-Blüten und ihre Anwendung finden Sie in »Sanft Heilen mit Bach-Blüten« von Dagmar P. Heinke, ebenfalls im Südwest Verlag erschienen, oder in »Bach-Blüten – Krankheit a s Weisung der Seele« von Anna Elisabeth Röcker, erschienen im Ludwig Buchverlag.

So testen Sie Ihre Blütenessenzen aus

Mit diesem Test können Sie Bach-Blüten oder andere Blütenessenzen mit einer anderen Person oder im Selbsttest bestimmen.

● Machen Sie die Vortests und Korrekturen, bis Sie je einen eindeutig starken und schwachen Muskel identifizieren können.

● Legen Sie eine Hand auf ein Kästchen mit Blüten, und testen Sie, ob diese Essenzen Ihre Energie stärken (starker Muskel) oder nicht (schwacher Muskel).

● Berühren Sie in den ausgetesteten Kästchen ein Fläschchen nach dem anderen, und testen Sie aus, welche Sie stärken.

● Testen Sie nun die Kombination und Einnahmeform, die für Sie optimal sind. Fragen Sie der Reihe nach: Brauche ich diese Blüten als einmalige Gabe? Brauche ich sie für einen längeren Ze traum? Brauche ich sie als Tropfen auf der Zunge? Brauche ich sie in einem Schluck Wasser? Brauche ich sie als Einreibung auf der Thymusdrüse? Brauche ich sie einmal am Tag? Zweimal am Tag? Wie viele Tropfen jedes Mal, fünf Tropfen? Sechs Tropfen? Stellen Sie nur Fragen, die mit Ja oder Nein beantwortet werden können.

Kinesiologie und NLP

Der Name »NLP« (Neurolinguistisches Programmieren) weist auf Zusammenhänge zwischen Sinneswahrnehmungen, Sprache und innerer Verarbeitung hin. Abhängig davon, was wir wahrnehmen, wie wir es verarbeiten und durch die Wahl unserer Worte programmieren wir uns und unser Verhalten. Umgekehrt beeinflussen unsere inneren Programme unsere Sprache und unser Erleben. Wir entscheiden selbst bewusst oder unbewusst, was wir wahrnehmen und wie wir es bewerten. Praktische Anwendung finden die Methoden des NLP im Verkaufs- und Managementtraining, im Sport und in der Schule sowie als Kurzzeittherapie, um sich auf Ziele und Veränderungen innerlich zu programmieren.

Die drei Wahrnehmungstypen

Der Mensch nimmt die Welt über Sinneskanäle wahr und speichert sie. Jeder organisiert sein inneres Erleben auf seine ganz persönliche Weise:

● Der Augentyp lebt stark mit inneren Bildern.

● Der Ohrentyp lebt mit Klängen und inneren Kommentaren.

● Der Körpertyp, den wir auch Fühl- und Tasttyp nennen könnten, lebt in seinen Emotionen sowie im Ausprobieren und Tun.

Kinesiologische Lernberatung

In der Lernberatung, einem zentralen Bereich der Kinesiologie, kann das Wissen über diese drei Typen fruchtbar eingesetzt werden. Die Entwicklung eines Kindes durchläuft verschiedene Phasen. In den ersten beiden Klassen der Grundschule sind die meisten Kinder kinästhetische Lerntypen (Körpertypen). Sie basteln, schneiden gern aus oder zerlegen Dinge, um sie zu begreifen. Ab der dritten Klasse wechseln die meisten Kinder zu mehr auditivem Lernen. Sie nehmen nun leichter über das Hören auf. Ab der fünften Klasse entwickeln Kinder in der Regel ihren visuellen Lernkanal. Nun können sie Informationen schnell auf einen Blick speichern.

Die meisten Kinder mit Lernschwierigkeiten sind Ohren- oder Körpertypen. Das Training ihrer visuellen Fähigkeiten kann für sie nicht früh genug beginnen.

So manchem Kind mit einer Lese-Rechtschreib-Schwäche haben solche Übungen, kombiniert mit Gehirnintegration und Stressabbau, geholfen, sicherer zu lesen und seine ehemals schwache Rechtschreibung erheblich zu verbessern.

Innere Filme aufschlüsseln

Es ist hilfreich für meine Klienten und für mich, wenn wir uns zusammen genau anschauen, was bei der Vorstellung eines Problems oder Stressthemas auf der inneren Leinwand des Klienten abläuft. Das genaue Aufschlüsseln der inneren Vorstellung zu einem belastenden Thema gibt mir wichtige Informationen. Ich kann sie nutzen, um mit meinen Klienten gemeinsam das Ziel für die kinesiologische Sitzung treffend auf den Punkt zu bringen und ganz gezielt an dem Knackpunkt zu arbeiten, der den Stress verursacht. Nach der Sitzung ist anhand des inneren Films zusätzlich zum Muskeltesten ganz klar ersichtlich, was sich für meine Klienten verändert hat.

Gemeinsamkeiten von Kinesiologie und NLP

Kinesiologie und NLP gehen von einigen gleichen Grundannahmen aus und lassen sich in der praktischen Anwendung gut verknüpfen. Die Übereinstimmungen im Überblick:

● Das Vorgehen ist lösungsorientiert.
● Das Ergebnis wird gut verankert.
● Veränderung kann leicht und spielerisch geschehen.
● Das Problem liegt in der eigenen Wahrnehmung.
● Glaubenssätze spielen eine wichtige Rolle.
● Jeder trägt alle Lösungsmöglichkeiten in sich.
● Alle inneren Teile wollen gewürdigt werden.
● Die subjektive Sicht der Vergangenheit verändert sich.

Die Lösung ist das Ziel

NLP ist lösungsorientiert. Es sucht nach Erfolgsstrategien, konzentriert sich auf Bereiche, in denen positive Anlagen vorhanden sind, und hilft, diese inneren Kraftquellen zur Lösung des Problems zu nutzen. Auch in der Kinesiologie arbeiten wir zielorientiert. Wir bringen im Vorgespräch das Thema genau auf den Punkt, um die Sitzung so effektiv wie möglich zu gestalten.

An dieser Zielvorstellung richtet sich das ganze Vorgehen aus. Wir testen Blockaden, Ungleichgewichte und Stressfaktoren aus, die diesem Ziel im Weg stehen.

Wir finden heraus, wie sie aufgelöst werden können bzw. wie ihre energieraubende Wirkung neutralisiert wird. Lösungsorientiertes Vorgehen ist ein sehr direkter und einfacher Weg.

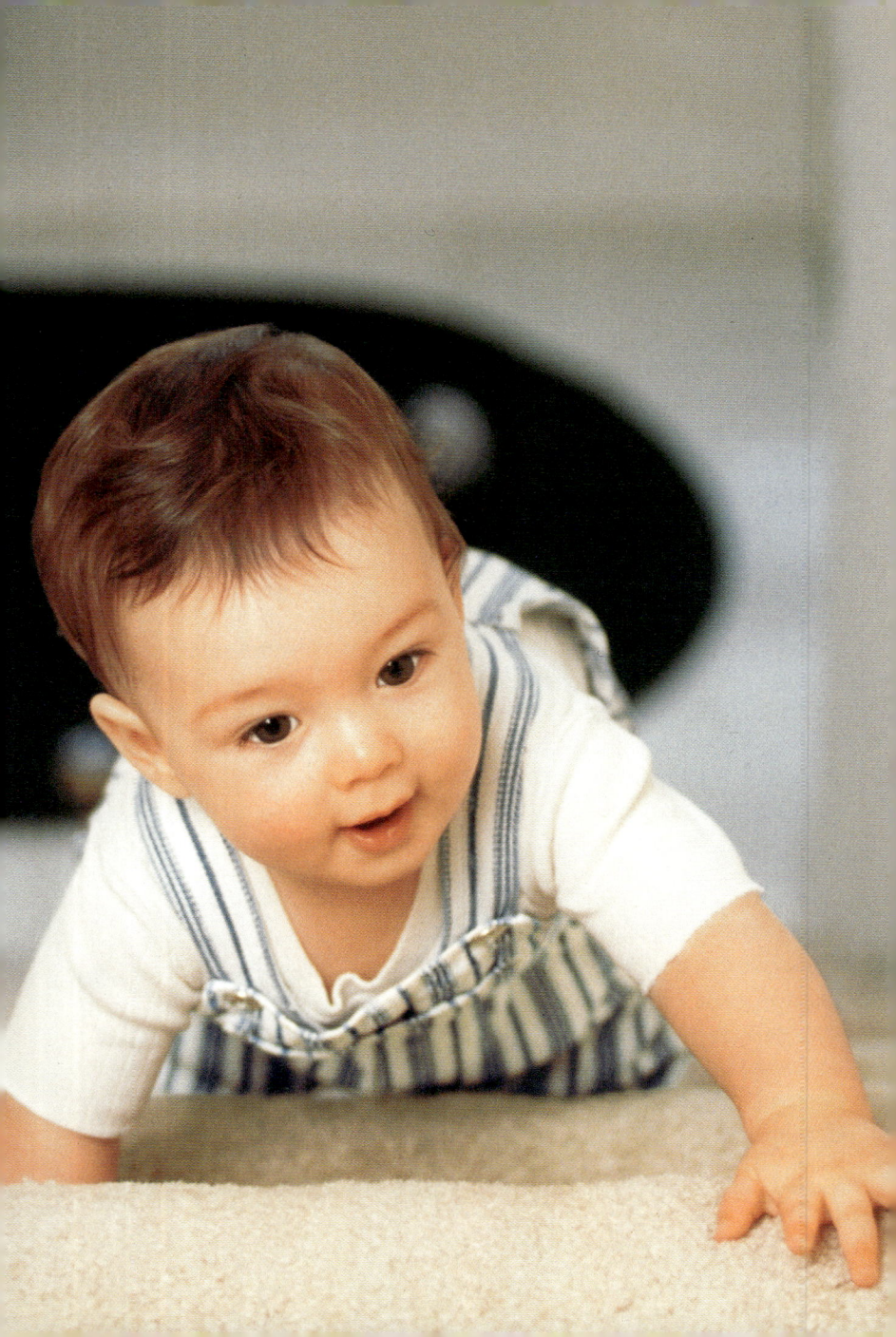

Kinesiologie für Kinder

Die stichhaltigsten Erklärungen und Beweise können Kinder oft nicht überzeugen, dass sie sich schaden. Wenn ein Kind aber mit Hilfe des Muskeltests am eigenen Leib fühlt, was z. B. bei Wassermangel im Körper passiert, wie weißer Zucker eben noch starke Muskeln schwach werden lässt, dass es aber auch Lebensmittel gibt, die bombenstark machen, ändert sich etwas in seinem Bewusstsein. Die Erkenntnis, dass es nicht egal ist, was wir essen, ist der erste Schritt. Dann kommt vielleicht der Wunsch, diese Methode auf Musik, Dinge in der Umgebung oder Gedanken anzuwenden.

Jedes Kind ist einzigartig. Kinesiologie wird seiner Individualität gerecht. Es fühlt sich als Persönlichkeit ernst genommen – das motiviert zum Mitmachen.

Ein starker Muskel ist beeindruckend

Kinder sind noch nahe an der Weisheit des Körpers und bereit, sich ihr zu überlassen. Sie vertrauen ihrer Intuition und schätzen Erwachsene, die das auch tun. Wenn ich einem Kind bei der ersten kinesiologischen Sitzung den Muskeltest zeige, habe ich noch nie erlebt, dass es beim schwachen Muskel wie manch ein skeptischer Erwachsener sagt: »Jetzt haben Sie aber fester gedrückt.« Für Kinder ist Kinesiologie einfach. Sie begreifen sofort, dass sie selbst stark sind, wenn ihr Muskel stark ist, und schwach, wenn er schwach testet. Es leuchtet unmittelbar ein, dass der Muskel beim Gedanken an den Lieblingssport Fußball oder Reiten oder das Lieblingsfach Musik stark reagiert, an das weniger geliebte Schulfach Englisch oder Latein dagegen sofort schwach wird.

Bereits kleine Kinder können getestet werden. Eine vertraute Person hält das Kind, und ihr Arm gibt dann Auskunft, wie der Muskel des Kindes reagieren würde.

Die Liste dessen, was man bei Kindern kinesiologisch testen kann, ist fast endlos. Hier eine kleine Auswahl:

▶ Körperhaltung beim Schreiben
▶ Stress mit einzelnen Buchstaben
▶ Wassermangel
▶ Energiestörungen
▶ Optimale Ernährung
▶ Allergien und Pilzbelastung
▶ Lernblockaden
▶ Stress in der Schule
▶ Individuelles Übungsprogramm
▶ Zielbalance
▶ Probleme mit anderen Menschen
▶ Blütenessenzen

Für Kinder sind kinesiologische Maßnahmen ohne zusätzliche Stressfaktoren belastet. Sie gehen natürlich und offen auf den Muskeltest ein und genießen den bewussten Umgang mit ihrem Körper.

Aktive Beteiligung

Kinesiologie wirkt konstruktiv, Kinder lernen, dass sie etwas für ihr Wohlbefinden tun können. Es wird ihnen nichts aufgezwungen, denn ihr eigener Körper signalisiert Ungleichgewichte mit einem schwachen Muskel und nach der Korrektur die Balance durch ein starkes Testergebnis. Mit der Stirnhöckerübung, den Gehirnknöpfen und anderen Selbsthilfetipps lernt das Kind etwas sehr Kostbares. Mit diesen Werkzeugen kann es beeinflussen, wie es ihm geht. Sie helfen, Kraft zu gewinnen, sich zu konzentrieren und sich zu beruhigen.

Beispiel Allergien

Immer mehr Kinder leiden unter Allergien. Wenn langwierige naturheilkundliche Behandlungen den Verzicht auf alle Leckereien in den Mittelpunkt stellen, werden sie als zusätzlicher Stress empfunden. Mit Muskeltests kann ohne Aufwand festgestellt werden, ob das Kind ein Nahrungsmittel vertragen kann oder nicht.

Auch Kinder leiden unter Stress

Viele Stressfaktoren sind typisch für unsere Zeit. Was schon Erwachsene als belastend empfinden, macht Kindern ungleich mehr zu schaffen. Manchmal helfen sie sich, indem sie einfach abschalten. Informationen werden nicht mehr richtig aufgenommen und mit dem vorhandenen Wissen verknüpft. Die Kinder hören dann zwar, können das Gehörte aber nicht verarbeiten. Sie sehen, nehmen das Gesehene aber nicht bewusst wahr, und sie sind nicht mehr offen für Neues.

Kinesiologie kann zwar nicht die stressverursachenden Umstände verändern. Sie kann Kindern jedoch helfen, deutlich besser mit ihnen zurechtzukommen.

Die Zielbalance

Die Zielbalance ist für Kinder ein Erlebnis. Wir testen dabei die 14 Basismuskeln und die 14 Meridiane auf Ungleichgewichte. Es ist interessant zu sehen, welche Muskeln beim Aussprechen des Ziels oder beim Gedanken daran abschalten. Die Vorstellung von dem Referat verursacht vielleicht weiche Knie, die Mathearbeit schwächt die Nackenmuskeln … Dann stärken wir alle schwachen Muskeln und Meridiane.

Dabei können wir entweder einen Muskel und Meridian nach dem anderen korrigieren, oder wir suchen in einer so genannten Einpunktbalance die Maßnahme, die alle Ungleichgewichte auf einmal behebt. Während dieser Korrektur verändern sich das Bewusstsein, das Gefühlsleben, das Körpergefühl und die Einstellung zu dem Ziel. Zuletzt testen wir alle Muskeln und Meridiane nach. Die nun starken Muskeln geben ein klares Feedback über die in Körper und Bewusstsein verankerte Balancierung.

Sobald man erkennt, welche Situationen dem Kind zusätzlich Stress bereiten, sollte man immer überlegen, ob sich diese vielleicht auch vermeiden lassen. So sollte die Freizeit dem Kind noch Raum zum spielen lassen und nicht nur aus Verpflichtungen wie Ballettunterricht und Klavierstunden bestehen.

Tests für Kinder ab welchem Alter?

Grundsätzlich können Kinder in jedem Alter kinesiologisch getestet werden. Ab etwa sechs Jahren können Kinder allein getestet werden, ab acht oder neun Jahren sind differenzierte Balancierungen möglich. Es ist wichtig, Kinder früh mit Kinesiologie vertraut zu machen. Schon Kindergartenkinder können sich oft nur schwer konzentrieren. Ihre Fähigkeit, sich nach Anstrengungen zu entspannen oder in eine andere Welt zu versinken, ist verloren gegangen. Je eher Kinder lernen, die Mitte wiederzufinden, desto leichter fällt es ihnen.

Kleine Kinder lernen noch mit Begeisterung. Ihr Antrieb ist eine natürliche Neugier und Entdeckerfreude. Kinesiologie bedeutet für sie, die Welt ein Stückchen weiter zu erobern.

Der Surrogattest

Bei kleineren Kindern gibt es eine ganz besondere Möglichkeit zu testen – den Surrogat- oder Ersatztest. Dabei schalten wir eine weitere Person dazwischen. In der Praxis sieht das wie folgt aus:

Das Baby oder kleine Kind liegt auf der Liege, im Arm, auf dem Schoß der Mutter oder sitzt auf dem Stuhl. Wichtig ist, dass Körperkontakt zur Mutter besteht. Sie kann die Hand des Kindes halten oder ihm eine Hand auf die Schulter legen. Die Muskeltests führe ich dann mit der Mutter durch. Ihr Arm gibt mir Auskunft, wie der Muskel des Kindes reagieren würde. Durch die Berührung des Kindes, das getestet werden soll, bilden beide einen Energiekreis. Die Informationen, die wir von dem Kind wollen, übertragen sich in Muskelstärken und -schwächen der Mutter. Auf diese Weise können wir austesten, was das Kind braucht, um wieder in die Balance zu kommen.

Selbstverständlich muss nicht unbedingt die Mutter oder der Vater als dritte Person beim Muskeltest fungieren – jeder kann diese Rolle übernehmen.

Schockerlebnisse bei Kindern

Kinder erholen sich scheinbar schnell von Schockerleb-
nissen. Die Muskeln, die bei der traumatischen Erfahrung abgeschaltet wurden, vergessen jedoch nicht. Sie
bleiben abgeschaltet. Der Körper kompensiert zwar,
indem schwache Muskeln durch andere ersetzt werden,
aber irgendwann sind diese überlastet. Der Stress bleibt,
wenn er nicht gelöscht wird, im Körpergedächtnis gespeichert. Hier kann die Kinesiologie helfen, denn sie:

▶ Reaktiviert durch Traumata geschwächte Muskeln
▶ Lockert seit dem Schock angespannte Muskeln
▶ Befreit von Spannungen, Angst und Stress
▶ Bringt die Energie aller Meridiane in die Balance
▶ Löscht mit dem Schock verknüpfte Emotionen
▶ Baut Stress zu der alten Körperhaltung ab
▶ Löst destruktive Glaubensmuster
▶ Schafft neues Selbstwertgefühl und Lebensfreude
▶ Testet Blüten für das seelische Gleichgewicht aus

Unbehandelte Schockerlebnisse können lange nachwirken. Die Ursachen für Probleme im Erwachsenenalter liegen oft in nicht bearbeiteten traumatischen Erfahrungen als Kind.

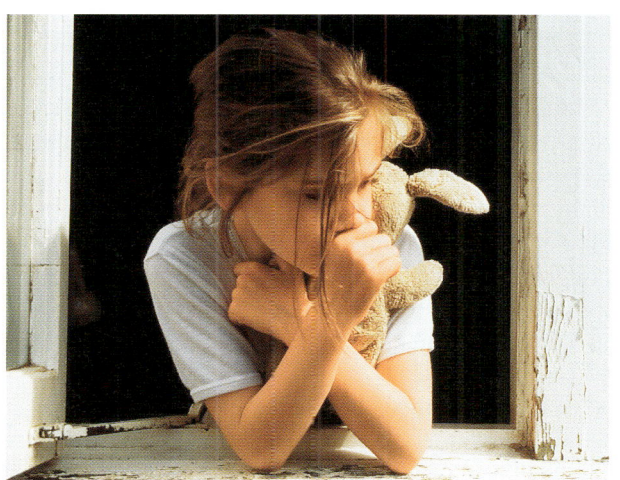

*Da Kinder sich nach Schock-
erlebnissen den Schmerz nicht von der Seele reden wie viele Erwachsene, brauchen Sie eine Methode, die ihnen auch ohne Worte hilft.*

Blütenessenzen für Kinder

Die meisten Kinder lieben ihre »Blütentropfen«. Das Austesten ist unkompliziert und hilfreich, wenn Kinder ihre Gefühle nicht ausdrücken können oder über ihr Innerstes nicht reden wollen. Wir können mit Muskeltests in kurzer Zeit klären, was in dem Kind vorgeht, und ihm dann erklären, welche positive Wirkung eine Blüte hat. Es gibt Blütenessenzen für fast jedes Problem und jeden Seelenzustand, wie die folgenden Beispiele zeigen.

Blüten helfen Kindern nicht nur, traumatische Erfahrungen leichter zu verarbeiten. Sie haben auch eine ausgleichende Wirkung in allen Lebenslagen, stabilisieren das Kind und helfen ihm, sich auf alle schwierigen und neuen Lebenssituationen einzustellen.

Blüten fürs Lernen und bei Angst

▶ Die kalifornische Blüte Indian Pink unterstützt Kinder, die sensibel auf Druck reagieren, dabei, mit den Anforderungen in der Schule leichter zurechtzukommen.

▶ Die australische Blüte Bush Fuchsia brauchen Kinder mit Lernschwierigkeiten, Nervosität und Unsicherheit. Sie fördert das Vertrauen in die eigenen Fähigkeiten.

▶ Die kalifornische Blüte Chamomile ist gut für überreizte und hyperaktive Kinder, die schnell weinen und oft Bauchweh haben. Die Blüte bringt innere Ruhe.

▶ Die kalifornische Blüte Saint John's Wort passt für sensible und dünnhäutige Kinder, die unter Angstträumen oder Bettnässen leiden. Die Blüte stärkt bei ihnen das Gefühl innerer Geborgenheit.

▶ Die Bach-Blüte Mimulus ist bei Kindern angezeigt, die Angst vor konkreten Dingen und Situationen wie Hunden, Dunkelheit, Krankenhausaufenthalt oder Zahnarztbesuch haben. Die Blüte hilft ihnen, Ängste und Übervorsichtigkeit zu überwinden und wieder Mut im Leben zu entwickeln.

▶ Die Bach-Blüte Larch stärkt Kinder mit wenig Selbstvertrauen. Sie können Minderwertigkeitsgefühle loslassen und ein neues Selbstbewusstsein aufbauen.

Blüten für die Familie

▶ Die kalifornische Blüte Mariposa Lily ist das Mittel der Wahl bei Konflikten zwischen Mutter und Kind, von einer distanzierten bis hin zu einer zu engen Beziehung. Sie hilft, ein gesundes und liebevolles Verhältnis herzustellen, bei dem sich das Kind von seiner Mutter unterstützt fühlt und sich frei entfalten kann.

▶ Die kalifornische Blüte Sunflower ist die Vater-Kind-Blüte für Probleme mit dem Vater und bei fehlender oder gestörter Vaterbeziehung. Jungen können mit Sunflower trotz nicht vorhandenen Vaterbilds eigene Männlichkeit entwickeln oder sich von der Überidentifikation mit dem Vater lösen.

▶ Die Bach-Blüte Holly ist bei Neid und Eifersucht unter Geschwistern angezeigt. Sie hilft, Gefühle von Zurücksetzung und Kränkung zu überwinden und den eigenen Platz in der Familie zu finden.

Blütenessenzen wirken im feinstofflichen Bereich. Sie sind Heilmittel für die Seele und kurieren körperliche Symptome nur indirekt.

Blütenessenzen gibt es für fast alle Fälle

▶ Die kalifornische Blüte Trumpet Vine brauchen Kinder, die sich verbal schwer ausdrücken können. Sie fördert eine lebendige Sprache und hilft bei Sprachfehlern.

▶ Die kalifornische Blüte Saguaro stammt von einem über zwölf Meter hohen Kaktus und hat mit dem Thema »Autorität« zu tun. Sie ist geeignet für Jugendliche, die sich gegen jede Art von Autorität auflehnen. Sie hilft, von blinder Rebellion umzuschwenken auf die Anerkennung echter Autorität.

▶ Die kalifornische Blüte California Wild Rose ist eine Essenz gegen Enttäuschung und Resignation, z. B. in der Pubertät. Sie hilft, Gefühle von Sinnlosigkeit und Gleichgültigkeit zu überwinden und eine positive Einstellung zum Leben zu gewinnen.

▶ Die australische Blüte Little Flannel Flower ist eine Essenz für zu ernste oder altkluge Kinder, die zu rasch erwachsen zu werden drohen. Sie hilft ihnen, wieder unbeschwert und sorglos zu spielen und spontane Freude wiederzugewinnen.

In den vergangenen Jahren stieg die Anzahl der Kinder mit Lernproblemen stark an. Jedes zehnte Schulkind hat heute beim Lesen- und Schreibenlernen erhebliche Schwierigkeiten. Jedes fünfte Schulkind erhält Nachhilfe.

Leichteres Lernen durch Kinesiologie

Immer wenn mehr Anstrengung nicht hilft und mehr Üben die Leistung nicht verbessert, leidet das Kind wahrscheinlich unter einer Lernblockade. Größerer Druck würde noch mehr Stress verursachen und das Problem nicht lösen, sondern nur noch vergrößern. In der Bundesrepublik werden jährlich Riesensummen für Nachhilfe ausgegeben. Doch nicht immer mit Erfolg.

Mit Kinesiologie können wir den Ursachen der Lernschwierigkeiten auf den Grund gehen und dem Kind helfen, seine Lernblockaden aufzulösen.

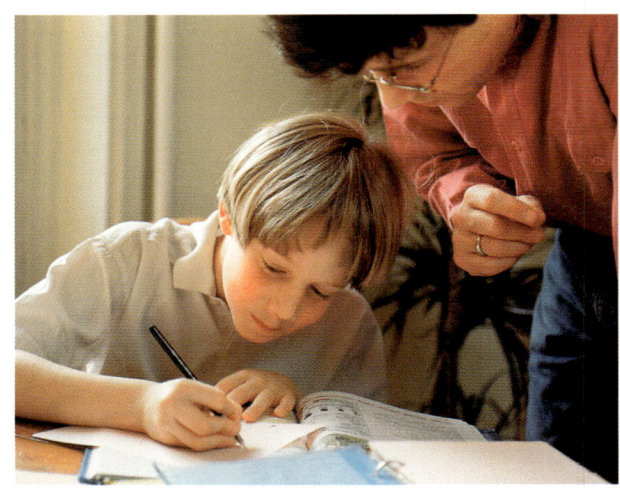

Gerade jüngere Kinder brauchen viel Lob und Ermutigung von den Eltern. Bleiben Sie geduldig, wenn das Kind Schwierigkeiten hat. Druck würde das Problem nur verschlimmern.

Wie Lust und Unlust sich auswirken

Nichts fördert leichtes Lernen mehr als Lust, Freude und Neugier, und nichts hemmt das Aufnehmen und Verarbeiten von Informationen mehr als »null Bock«. Wenn der Widerwille gegen ein Fach noch nicht zu festgefahren ist, kann durch kinesiologischen Stressabbau eine andere Einstellung dazu gewonnen werden.

Manchmal testen wir aus, dass das Kind sich mit seinen Sprachgewohnheiten selbst schwächt. Am meisten Stress verursachen Formulierungen, die mit lästiger Pflicht und Langeweile zu tun haben: »Ich muss«, »Es bleibt mir nichts anderes übrig«, »Ich kann nicht«, »Ich habe keine Lust«.

Dabei ist die Aufmerksamkeit des Kindes auf andere Menschen gerichtet, für die es etwas tun muss, oder auf Regeln, die seinen eigenen Wünschen zuwiderlaufen. In der Kinesiologie geht es darum, kreative Veränderungen zu entwickeln, die zu neuem Ansporn führen: »Ich entscheide«, »Ich will«, »Ich kann«, »Ich schaffe es«, »Es fällt mir immer leichter«. Mit diesen Worten fühlt sich das Kind besser und testet dann stark bei jedem Satz.

Mit Kinesiologie können Ursachen für Lernblockaden gelöst werden. Danach ist der Weg frei für neue Erfolge und eine veränderte Einstellung zu sich selbst.

Energieblockaden

Was wir auch lernen, wir brauchen dazu beide Gehirnhälften, die rechte, zuständig für das logische und abstrakte Denken, und die linke, zuständig für das bildhafte Denken und die ganzheitliche Wahrnehmung. Stress beim Lernen entsteht immer dann, wenn eine Gehirnhälfte abgeschaltet ist: Wir analysieren, haben aber keine Ideen (nur links). Wir träumen, tun aber nichts Reales und Konkretes (nur rechts). Stressfreies, integriertes Lernen ist die Fähigkeit, jederzeit zu wechseln von einseitiger zu ganzheitlicher Gehirntätigkeit.

Unter Stress können bestimmte Gehirnfunktionen einfach abschalten. Kinesiologische Übungen und stresslösende Korrekturen stellen die Fähigkeit wieder her, Informationen aufzunehmen, zu verarbeiten und zu behalten. Angst vor einzelnen Fächern oder Arbeiten wandelt sich in Gelassenheit und Sicherheit.

IST IHR KIND FÜRS LERNEN INTEGRIERT?

	Ja	Nein
● Hat Ihr Kind die Krabbelphase ausgelassen?	☐	☐
● Muss es beim Überkreuzlaufen erst Arme und Beine sortieren?	☐	☐
● Verwechselt es »b« und »d«?	☐	☐
● Bringt es links und rechts durcheinander?	☐	☐
● Entziffert es beim Lesen mühsam die Buchstaben?	☐	☐
● Versteht es den Sinn des Gelesenen nicht?	☐	☐
● Träumt es gern und lässt sich leicht ablenken?	☐	☐
● Stößt es sich oft an?	☐	☐
● Verliert es beim Lesen häufig die Zeile?	☐	☐
● Verpasst es wichtige Ansagen in der Schule?	☐	☐
● Ist eine Schulter immer leicht hoch gezogen?	☐	☐
● Hält es beim Schreiben den Stift verkrampft in der Hand?	☐	☐
● Sitzt es ganz schief am Schreibtisch?	☐	☐
● Ist es süchtig nach Süßigkeiten?	☐	☐
● Trinkt es selten oder nie klares Wasser?	☐	☐
● Kann es sich schlecht entspannen?	☐	☐

Auswertung
Wenn Sie mehr als drei Testfragen mit Ja beantwortet haben, empfehle ich Ihnen für Ihr Kind eine intensive kinesiologische Lernberatung.

Befreiung von Blockaden

Mit Kinesiologie testen wir, welche körperlichen und seelischen Faktoren dem Lernen im Weg stehen. Wir testen aus, ob ein Trauma nachwirkt, Probleme mit Lehrerpersonen oder Mitschülern das Lernen beeinträchtigen oder ein negatives Selbstbild die eigenen Kräfte hemmt. Für jede Blockierung gibt es Möglichkeiten in der Kinesiologie, sie aufzulösen. Häufig reicht Gehirngymnastik, um durch Bewegung ganz neue Wege der Informationsverarbeitung zu bahnen. Bei speziellen Lernproblemen mit bestimmten Fächern oder Arbeiten ist es auch sehr sinnvoll, in einer kinesiologischen Sitzung in die Tiefe zu gehen und den Stress dauerhaft zu lösen.

Optimales Lernverhalten

Aus Erkenntnissen und Methoden verschiedener Richtungen der Kinesiologie, der Neurologie und der Legasthenieforschung entwickelte Dr. Paul Dennison seinen neuartigen Ansatz der Lernkinesiologie (Edu-Kinesthetik). Durch spezielle Bewegungsübungen (Brain-Gym = Gehirngymnastik) werden die beiden Gehirnhälften und auch Augen, Ohren und Körperhälften integriert und aktiviert.

▶ Die Koordination von Auge und Hand beim Schreiben, von Gehirn und Auge beim Lesen, von Ohr, Gehirn und Auge beim Diktat wird durch Übungen gesteigert.

▶ Die Körperhaltung wird – auch beim Schreiben – natürlicher und verbraucht weniger Energie.

▶ Frust beim Lernen weicht wieder einer natürlichen Lernfreude und -leichtigkeit.

▶ Die Konzentration nimmt zu, die körperliche, emotionale und geistige Balance wirkt sich positiv auf die Lernfähigkeit aus.

Dr. Paul Dennison begründete die Lernkinesiologie mit dem Ziel, die körperlichen und seelischen Voraussetzungen für leichteres Lernen zu verbessern.

Warum Krabbeln so wichtig ist

**Mit Überkreuz-
bewegungen,
d. h. mit Übun-
gen, die die linke
und rechte
Gehirnhälfte in
Einklang brin-
gen, können
Sie das Gleich-
gewicht in Ihrer
Gehirnaktivität
wieder
herstellen.**

Die Integration der Gehirnhälften wird mit etwa acht Monaten vom Baby durch das Krabbeln auf natürliche Weise vollzogen. Dabei bewegt es jeweils einen Arm und ein Bein auf der gegenüberliegenden Körperseite. Dabei lernt das Gehirn eine Reihe von mentalen Fähigkeiten wie die Wahrnehmung über die Mittellinie, die wir später zum Lesen und Schreiben brauchen. Einige Kleinkinder überspringen das Krabbelstadium und lassen eine entscheidende neurologische Entwicklungsstufe aus. Sie kann jedoch nachgeholt werden. Sie können durch Überkreuzbewegungen ihr Nervensystem erziehen und neu organisieren. Durch die zunächst ungewohnten Bewegungen bilden sich neue Vernetzungen der Nervenzellen. Die Koordination und alle mentalen Fähigkeiten werden gestärkt. Damit das Gelernte automatisiert wird, muss es so lange wiederholt werden, bis es im Kleinhirn verankert ist. Die Überkreuzintegration ist abgeschlossen, wenn alle Bewegungen leicht und ohne Nachdenken ausgeführt werden können.

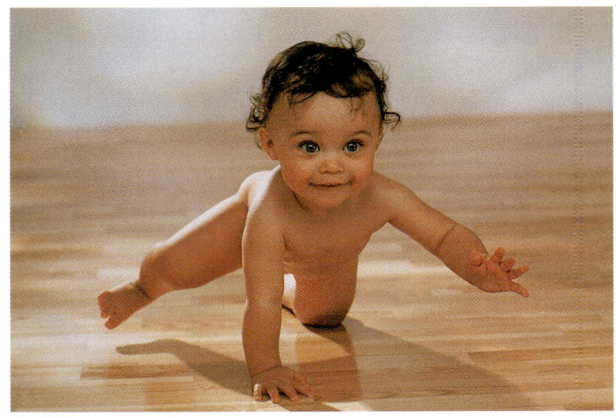

*Kleinkinder
bewegen sich
natürlicherweise
so, wie es für ihre
Entwicklung am
förderlichsten ist.*

Gehirnintegration durch Überkreuz-bewegungen

● Stehen Sie aufrecht und entspannt. Bringen Sie nun langsam und bewusst Ihre rechte Hand und Ihr linkes Knie zusammen.

Gehen Sie zurück in die Grundstellung, und wiederholen Sie die Bewegung mit linker Hand und rechtem Knie. Führen Sie diese Übung 20-mal durch.

● Bewegen Sie Ihren gestreckten rechten Arm zur Seite nach oben, und grätschen Sie Ihr gestrecktes linkes Bein zur Seite.

Gehen Sie zurück in die Grundstellung, und wiederholen Sie die Bewegung mit dem linken Arm und dem rechten Bein.

● Bewegen Sie Ihren gestreckten rechten Arm und das gestreckte linke Bein waagerecht nach vorne aus wie eine Schere, die zusammenklappt. Gehen Sie zurück in die Grundstellung, und wiederholen Sie die Bewegung mit dem linken Arm und dem rechten Bein.

● Stellen Sie sich vor, Sie fahren Schlittschuh oder In-line Skates. Bringen Sie gleichzeitig Ihren rechten Arm ausgestreckt nach vorne und das linke Bein nach hinten. Gehen Sie zurück in die Grundstellung, und wiederholen Sie die Bewegung seitenverkehrt.

● Bringen Sie hinter dem Körper Ihre rechte Hand und Ihre linke Ferse zusammen. Gehen Sie dann zurück in die Grundstellung, und wechseln Sie die Seiten.

● Bringen Sie langsam und bewusst Ihren rechten Ellenbogen und Ihr linkes Knie zusammen.

Gehen Sie zurück in die Grundstellung, und wiederholen Sie die Bewegung mit linkem Ellenbogen und rechtem Knie (siehe Abbildungen Seite 114).

Die hier beschriebenen Übungen sind für Kinder und Erwachsene gleichermaßen geeignet. Lassen Sie für weitere Varianten Ihrer Phantasie freien Lauf, und erfinden Sie neue Überkreuzbewegungen.

Gehirngymnastik fördert die Integration

**Die Überkreuz-
übungen führen
zu einer besseren
Koordination der
Körperbewegun-
gen. Erfreuliche
Nebeneffekte da-
von sind mehr
Einsatzfreude
und Erfolg auch
im Sport.**

Probieren Sie selbst und mit Ihrem Kind folgenden Test:
▶ Laufen Sie auf der Stelle über Kreuz, d. h., bringen Sie dabei Ihre linke Hand auf Ihr rechtes Knie und umgekehrt. Dann wechseln Sie zu gleichseitigem Laufen. Dabei berühren Sie abwechselnd mit der linken Hand Ihr linkes Knie und mit der rechten Hand das rechte Knie.
▶ Halten Sie dann einen Augenblick inne. Welche Bewegung ist für Sie und Ihr Kind natürlicher und leichter, die Überkreuzbewegung oder die gleichseitige? Wenn die Überkreuzbewegung schwieriger ist oder ihr ein kurzes Zögern und Ausprobieren vorausgeht, ist spezielle Gymnastik zur Gehirnintegration angesagt.

Die Mittellinienintegration

Hat Ihr Kind Probleme beim Lesen oder Schreiben? Macht es Fehler beim Abschreiben? Lässt seine Schrift zu wünschen übrig, oder legt es beim Schreiben das Heft

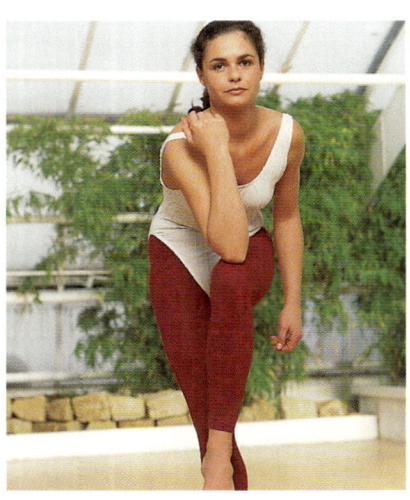
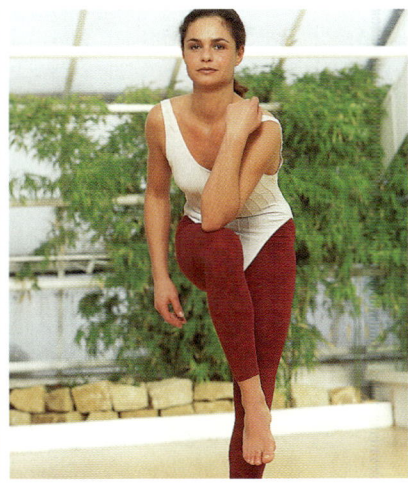

schief vor sich hin? Probieren Sie den folgenden Test mit Ihrem Kind aus:

▶ Sie und Ihr Kind sitzen einander gegenüber. Nehmen Sie einen kleinen, runden Gegenstand, und bitten Sie Ihr Kind, ihn nicht aus den Augen zu lassen.

▶ Bewegen Sie nun den Gegenstand langsam auf einer waagrechten Linie in Augenhöhe des Kindes hin und her. Dabei sollte das Kind den Kopf so wenig wie möglich mitbewegen und nur mit den Augen folgen. Halten Sie den Gegenstand nur so weit zur Seite, dass er bequem im Gesichtsfeld des Kindes bleibt.

▶ Beobachten Sie Ihr Kind: Im Idealfall folgt der Blick der Bewegung des Gegenstands, ohne dass beim Übergang von der Auslenkung der Augen nach links zu der nach rechts ein Stocken zu erkennen ist. Achten Sie vor allem darauf, ob die Augen in der Mitte springen oder flackern. In diesem Fall ist jedes Mal, wenn es beim Lesen oder Schreiben mit den Augen die Mittellinie überquert, die Koordination von Augen und Gehirn eingeschränkt. Das zeigt sich z. B. darin, dass Ihr Kind eine Zeile mehrmals lesen muss, um sie zu verstehen.

Alle diese Übungen aus der Lerngymnastik wurden für Kinder entwickelt, aber auch Erwachsene können in stressbelasteten Situationen von ihrer schnellen Wirkung profitieren.

Mit liegenden Achten das Gehirn integrieren

Während das linke Sehfeld vom rechten Gehirn und umgekehrt das rechte Blickfeld vom linken Gehirn gesteuert werden, brauchen wir für das mittlere Sehfeld die Zusammenarbeit beider Gehirnhälften. Nur dann wird das Gesehene in der Mitte direkt vor unseren Augen klar erkannt, eingeordnet und verstanden.

Das Abfahren liegender Achten mit den Augen oder der Hand integriert das Gehirn. Die Augen lernen, bei der Überquerung der Mittellinie angeschaltet zu bleiben – in der Mitte der Zeile und jedes Mal, wenn wir am Ende einer Zeile zum neuen Zeilenanfang wechseln. Die Kon-

Abbildungen links: Ein paar Minuten pro Tag reichen aus, um etwas für Gesundheit und seelisches Gleichgewicht zu tun. Erfinden Sie nach Belieben weitere Varianten von Überkreuzbewegungen.

zentration und das Erinnerungsvermögen beim Lesen werden auf diese Weise erleichtert. Die Form der liegenden Acht ist immer gleich. Man zeichnet sie in Gedanken nach, indem man in der Mitte beginnt und nach oben und außen der Linie folgt. Die Mitte liegt genau vor der Nasenspitze, und beide Kreise der liegenden Acht sind gleich groß. Machen Sie diese Übung mit Ihrem Kind über mehrere Wochen hinweg, oder bis es ihm ganz leicht gelingt, die Acht zu lesen bzw. ihr mit den Augen zu folgen. Sie können für die Übung am Anfang auch die unten stehende Zeichnung zu Hilfe nehmen.

Augenübungen entspannen die Augenmuskeln. Übungen mit der liegenden Acht unterstützen das visuelle Auffassungsvermögen.

Augenachten

Sie sitzen Ihrem Kind gegenüber. Nehmen Sie einen kleinen, runden Gegenstand in die Hand, und bitten Sie Ihr Kind, ihm nur mit den Augen zu folgen. Zeichnen Sie langsam liegende Achten in der Luft. Wenn Ihr Kind sich nicht mehr auf den Gegenstand konzentrieren kann, machen Sie eine kurze Pause und beginnen dann von neuem. Die Zahl der Wiederholungen richtet sich nach dem Schwierigkeitsgrad der Übung für das Kind.

Diese Übungen mit den Ohrenachten steigert die Fähigkeit, entspannt aber konzentriert zuzuhören. Besonders wichtig ist dies in der Schule, an der Universität und bei langen Konferenzen.

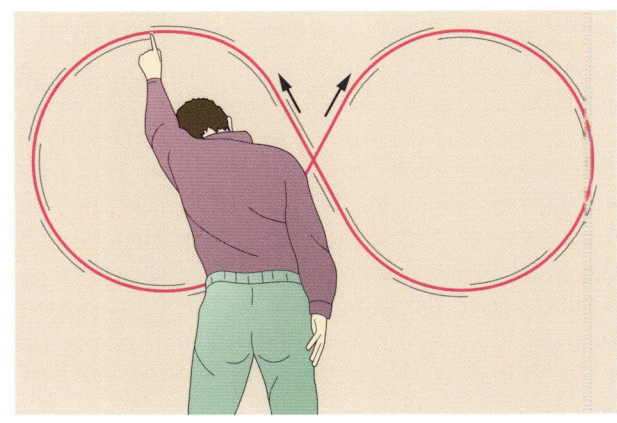

Papierachten

Nehmen Sie ein Blatt Papier, und legen Sie es quer vor Ihr Kind. Ziehen Sie senkrecht durch die Mitte eine Linie, und markieren Sie auf dieser Linie die Mitte. Das ist der Schnittpunkt der liegenden Acht. Bitten Sie Ihr Kind, mit einem Stift große Achten auf das Papier zu zeichnen. Sie können auch eine Acht vormalen, und das Kind fährt sie nach – eventuell mit verschiedenfarbigen Stiften. Wichtig ist, dass das Blatt gerade vor ihm liegt.

Ohrenachten

Diese Übung balanciert die Energie der Ohren, danach kann man besonders gut zuhören. Außerdem lockert sie die Schulter- und Nackenmuskulatur.

▶ Stellen Sie sich Ihrem Kind gegenüber aufrecht mit lockeren Knien hin. Dann legen Sie das linke Ohr an den linken ausgestreckten Oberarm. Während der gesamten Übung bleiben Ohr und Arm wie aneinander geklebt. Ihr Kind macht die Übung spiegelverkehrt mit.

▶ Mit dem nach vorne ausgestreckten Arm und dem fest damit verbundenen Ohr malen Sie liegende Achten in die Luft. Der Oberkörper bewegt sich dabei mit. Der Schnittpunkt der Acht ist genau in der Mitte vor Ihnen, und Sie beginnen jeden Kreis nach oben.

▶ Nach einigen Ohrenachten mit dem linken Arm halten Sie inne und spüren in Ihr linkes Ohr hinein. Vergleichen Sie Ihr Gefühl vom linken Ohr mit dem vom rechten. Ihr linkes Ohr sollte jetzt gut durchblutet sein und angenehm kribbeln.

▶ Wiederholen Sie die Übung mit dem rechten Arm. Danach achten Sie darauf, wie sich beide Ohren jetzt anfühlen. Auch Ihr rechtes Ohr sollte von Energie durchströmt und angeregt sein.

Sie können Ihr Gehör auch durch eine kräftige Ohrenmassage aktivieren. Dabei »entfalten« Sie die Ohren mehrere Male von oben nach unten in Richtung Hinterkopf.

Pendelübung

Die folgende Übung stärkt den Gleichgewichtssinn und
bringt in die eigene Mitte. Außerdem dehnt sie die Bein-
muskeln und ermöglicht so, auch bei längerem Sitzen
locker zu bleiben.

▶ Stellen Sie sich fest und aufrecht hin, und überkreuzen Sie die Beine. Die Knie sind locker. Die Füße stehen
parallel nebeneinander, und die Zehen sind möglichst
auf gleicher Höhe.

Wenn Sie die Übung mit Ihrem Kind zusammen machen, stellen Sie sich einander gegenüber und führen
alle Bewegungen spiegelverkehrt aus. Ihr Kind wird die
Übung leichter begreifen, wenn es sich so an Ihrem Vorbild orientieren kann. Nehmen Sie jetzt beide Arme zu
einer Seite. Beim Ausatmen beugen Sie den Oberkörper
nach vorne, und beim Einatmen richten Sie sich wieder
auf. Dabei schwingen Sie mit beiden Armen von einer
Seite zur anderen.

▶ Machen Sie diese Schwingbewegungen einige Male.
Dann wechseln Sie die Fußstellung und überkreuzen die
Beine andersherum. Auch in dieser Position führen Sie
die Pendelbewegung von Armen und Oberkörper einige Male durch.

Gehirnknöpfe massieren

Die folgende Übung (siehe auch Abbildung Seite 50)
integriert innerhalb kürzester Zeit beide Gehirnhälften
und aktiviert sie für das Lernen.

▶ Legen Sie eine Hand flach auf den Nabel, und massieren Sie mit Daumen und zwei Fingern der anderen
Hand die beiden Gehirnknöpfe. Atmen Sie dabei ganz
bewusst und tief. Nach höchstens 20 Sekunden wird die
Übung mit gewechselten Händen wiederholt.

Thymusdrüse klopfen

Diese Übung stimuliert die Thymusdrüse und aktiviert die Lebensenergie. Die Thymusdrüse ist ein Teil des Immunsystems und spielt in der Immunologie eine große Rolle. Sie liegt in der Mitte der Brust hinter dem oberen Brustbein. Klopfen Sie mit allen Fingern der rechten Hand erst bei Ihrem Kind, dann auch bei sich selbst leicht auf die Thymusdrüse in einem kleinen Kreis entgegen dem Uhrzeigersinn. Nach maximal 20 Sekunden sollten Sie sich beide energiegeladen fühlen.

Stressabbau mit Augenkreisen

Das Kreisen der Augen aktiviert nacheinander verschiedene Gehirnzentren. Bei dieser Selbsthilfeübung wird das Augenkreisen angewendet, um die positive Wirkung der Überkreuzbewegung, die den freien Informationsfluss fördert, noch zu verstärken. Das Gehirn lernt, bei allen Tätigkeiten voll leistungsfähig und konzentriert zu sein. Machen Sie diese Übung mit Ihrem Kind erst dann, wenn es alle Überkreuzvarianten mühelos und sicher ausführen kann.

● Sie stehen Ihrem Kind gegenüber. Sagen Sie ihm, dass Sie es gleich bitten, Überkreuzbewegungen zu machen, und dass Sie seine Augen langsam mit einem Gegenstand im Kreis führen werden. Erklären Sie ihm auch, dass diese Übung ihm hilft, beim Lernen wach und konzentriert zu bleiben.

● Fangen Sie damit an, dass Ihr Kind wie bisher auf der Stelle im Überkreuzmuster Hände und Knie zusammenbringt. Nach einer Weile halten Sie den Gegenstand in die Mitte seines Gesichtsfelds. Während das Kind immer weiter Überkreuzbewegungen macht und dabei den Gegenstand im Auge behält, machen Sie damit ganz langsam große Kreisbewegungen im und gegen den Uhrzeigersinn. Das Kind bewegt den Kopf möglichst wenig mit und folgt nur mit den Augen.

● Wenn das Kind durcheinander kommt, machen Sie eine kurze Pause und beginnen dann von neuem.

Wie Eltern ihr Kind unterstützen

Es stärkt Kinder, wenn sie sich durch ihre Eltern unterstützt fühlen, egal ob die Kinesiologie als Selbsthilfe- oder Behandlungsmethode angewendet wird. Am besten ist es, wenn zumindest ein Elternteil die Übungen kennt oder sogar mitmacht. Spürt ein Kind, dass die Eltern nicht an Erfolge glauben, kann es in einen inneren Konflikt geraten und sich selbst sabotieren. Merkt es dagegen, dass seine Eltern hinter ihm stehen, kann es sich frei entfalten und alle seine Möglichkeiten ausschöpfen.

Vorstellungen loslassen

Kinder sind gute Detektive. Sie erahnen ganz genau, in welcher Stimmung jemand ist und wie er über sie denkt.

Keiner lässt sich gern in bestimmte Rollen drängen, denn jede Rolle ist nur ein Teil von uns und wird uns als Persönlichkeit in keiner Weise gerecht. Glaubenssätze, die wir über andere haben, können deren Verhalten positiv oder negativ beeinflussen. Es gibt viele Vorurteile über Kinder und Schüler. Sind sie wirklich so faul, aggressiv, unkonzentriert? Oder sind es die Erwartungen der Erwachsenen, die dem Kind gar keine Chance lassen, sich anders zu zeigen?

Die Familie mit einbeziehen

Bei vielen Kindern spielt der familiäre Hintergrund eine nicht zu unterschätzende Rolle. Kinder leben oft nur das Symptom der Eltern. Ängstliche Kinder z. B. haben meist ängstliche Eltern oder zumindest einen Elternteil, der unter Angstzuständen leidet. Bekommt das Kind nun Blütenessenzen für die Seele, kann es sich leichter weiter entwickeln. Sind dann Mutter, Vater oder Geschwister bereit, die passenden Blüten für sich auszutesten, können alle davon profitieren, und positive Veränderungen zeigen sich schneller.

Hilfe gegen Angstgefühle

Diese Übung können Sie mit Ihrem Kind immer dann machen, wenn es Angst hat vor einem konkreten Ereignis, z. B. einem Diktat am nächsten Tag, oder wenn es unter vagen Ängsten leidet. Sorgen Sie dafür, dass Sie ein paar Minuten ungestört sind.

▶ Ihr Kind sitzt bequem auf einem Stuhl. Die Füße stehen nebeneinander auf dem Boden. Erklären Sie Ihrem Kind, dass Sie seine Stirnhöcker halten werden und dass es dabei ganz bewusst an das denken soll, was ihm Angst macht, oder einfach seine Angst fühlen soll. Sagen Sie ihm dann, dass seine Angstgefühle dabei immer kleiner werden. Bitten Sie es, Ihnen Bescheid zu geben, wenn sie vollends verschwunden sind.

▶ Wenn Sie beide bereit sind, stellen Sie sich hinter das Kind und berühren ganz leicht mit drei Fingern jeder Hand seine beiden Stirnhöcker. Das Kind konzentriert sich auf sein Problem, ohne zu reden. Lassen Sie sich für diese Übung ein paar Minuten Zeit. Richten Sie Ihre ganze Aufmerksamkeit dabei liebevoll auf Ihr Kind. In diesen Minuten sind Sie nur für Ihr Kind da.

▶ Wenn Sie merken, dass Ihr Kind ganz entspannt ist, können Sie es fragen: »Wie geht es dir? Kannst du noch daran denken?« Sie können auch fragen: »Was meinst du: Hat es gereicht oder brauchst du noch mehr davon?« Die Übung ist abgeschlossen, wenn das Kind sich ganz ruhig, stark und sicher fühlt.

Kinder können lernen, sich mit der Stirnhöckerübung allein zu beruhigen und zu stärken. Gemeinsam mit den Eltern ausgeführt, verhilft die Übung zu Geborgenheitsgefühl und liebevollem Miteinander in der Familie.

Für besseres Einschlafen

Diese Übung wirkt beruhigend und angstlösend. Sie können sie abends vor dem Einschlafen oder auch mitten in der Nacht machen, wenn Ihr Kind einen schlimmen Traum gehabt hat.

▶ Das Kind liegt bequem im Bett. Legen Sie ihm eine Hand unter den Hinterkopf an die Schädelbasis und eine leicht auf die Stirn. Oder Ihr Kind hält selbst den Hinterkopf, und Sie legen ihm die Hand auf die Stirn. Machen Sie es sich beide dabei sehr gemütlich.

▶ Seien Sie dabei mit Ihrer ungeteilten, liebevollen Aufmerksamkeit bei Ihrem Kind. Nach einer Weile wird es vielleicht einen tiefen Atemzug tun oder aus vollem Herzen gähnen. Machen Sie so lange weiter, bis Ihr Kind völlig entspannt daliegt oder einschläft.

Der menschliche Körper besteht zu 70 bis 80 Prozent aus Wasser. Für die elektrische Weiterleitung von Informationen ist entscheidend, dass genügend Wasser im Körper vorhanden ist.

Wassermangel im Körper

Gehirn und Nervensystem brauchen ausreichend Wasser, um zu funktionieren. Oft ist kein Durstgefühl da, und trotzdem besteht Wassermangel im Körper. Viele Menschen trinken permanent zu wenig davon. Denken Sie daran: Saft, Milch, Limonade oder Kaffee sind kein Ersatz für reines Wasser. Eine Grundregel für geistiges Arbeiten: Wenn die Konzentration nachlässt, helfen Bewegung und ein Glas Wasser.

Zucker schwächt den Körper

In der kinesiologischen Praxis testen wir immer wieder aus, dass Zucker die Energie schwächt. Im Gegensatz zu rohem Honig, der über Enzyme verfügt, die den hohen Zuckeranteil verarbeiten, ist weißer Zucker ein Energieräuber. Er lässt zwar den Blutzuckerspiegel ansteigen und führt kurzfristig zum ersehnten Kick, aber diese Wirkung hält nicht lange vor. Die Bauchspeicheldrüse schlägt Alarm, schüttet Insulin in großen Mengen aus, und schnell sinkt der Blutzuckerspiegel tiefer als vorher. Erschöpfung ist die Folge.

Eltern, die die Ernährung ihrer Kinder auf naturbelassene Lebensmittel umstellen, berichten von verbesserter Konzentration und weniger aggressivem Verhalten. Damit Sie Ihr Kind nicht mit Worten überzeugen müssen, machen Sie mit ihm folgenden Test.

Der Nahrungstest

Dieser Test wird mit dem breiten Rückenmuskel Latissimus dorsi gemacht. Er ist einer der wichtigsten Stützmuskeln des Rückens und hängt mit den Organen Milz und Bauchspeicheldrüse und darüber auch mit dem Blutzuckerspiegel zusammen.

▶ Sie können den breiten Rückenmuskel gut im Stehen testen. Ihr Kind legt den Arm seitlich an den Körper an, und zwar so, dass die Handfläche nach außen zeigt und der Ellenbogen durchgedrückt ist.

▶ Legen Sie nun eine Hand zur Stabilisierung auf die Schulter des Kindes, und greifen Sie mit der anderen an die zum Körper weisende Seite des Handgelenks. Sagen Sie »halten!«, und versuchen Sie dabei, den Arm wegzuziehen, während es ihn an den Körper drückt.

▶ Wenn der breite Rückenmuskel schon an sich schwach ist, liegt eine Energiestörung im Muskel, im Milz-Pankreas-Meridian oder in den Organen Milz und Bauchspeicheldrüse vor. Dieser Muskel ist jetzt nicht für den Zuckertest verwendbar.

▶ Ist der Testmuskel stark, geben Sie Ihrem Kind etwas Zucker auf die Zunge und testen den Muskel sofort noch einmal. In der Regel reagiert er jetzt schwach.

▶ Führen Sie den gleichen Test mit Honig und Obst durch. Bei den meisten Menschen testen diese Lebensmittel stark.

▶ Wenn der breite Rückenmuskel bei Zucker stark testet, bedeutet das, dass der Körper nicht mehr in der Lage ist zu unterscheiden, was gut und was schädlich für ihn ist. Er zieht das Destruktive vor.

Geradezu verblüffend ist oft der Muskeltest in Verbindung mit weißem Zucker, der sofort ins Blut geht und starke Muskeln schwach werden lässt.

DIE 14 TESTMUSKELN IM ÜBERBLICK

Die verschiedenen Muskeln werden als Eingriffswege in den Energiefluss des Körpers genutzt. Jeder Muskel erlaubt die Einwirkung auf ein bestimmtes inneres Organ. Die Organe stehen wiederum mit Einstellungs- und Empfindungskomplexen in Verbindung.

Muskel	Organ	Empfindung	Einstellung
Supraspinatus	Gehirn	Ehrfurcht	Erfolg
Teres major	Wirbelsäule	Einsamkeit, Geborgenheit	Integration
Pectoralis major sternalis	Leber	Glück, Unglück	Aggression, Zorn
Serratus anterior	Lunge	Trauer	Toleranz
Tensor fasciae latae	Dickdarm	Schuld, Trauer	Barmherzigkeit
Pectoralis major clavicularis	Magen	Angst	Harmonie, Zorn
Latissimus dorsi	Milz, Bauchspeicheldrüse	Trauer, Angst	Harmonie, Kummer
Subscapularis	Herz	Liebe, Hass, Leidenschaft	Freude, Lebensbejahung
Quadrizeps	Dünndarm	Hass, Leidenschaft	Freude, Leiden
Peronaeus	Blase	Angst	Selbstbewusstsein
Psoas	Nieren	Angst	Treue
Glutaeus medius	Geschlechtsdrüsen, Blutkreislauf	Leidenschaft, Hass	Reue, Freude
Teres minor	Schilddrüse, Nebennieren	Depression, Hass, Wut	Balance, Freude, Leiden
Deltoideus anterior	Gallenblase	Liebe, Wut	Zielstrebigkeit, Bescheidenheit

So testen Sie die Muskeln

Diesen Zeichnungen können Sie den genauen Testablauf entnehmen. Die Pfeile geben die Richtung der Druckausübung durch den Tester an.

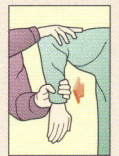

Subscapularis

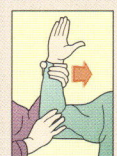

Teres minor

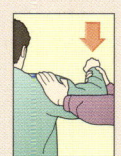

Serratus anterior

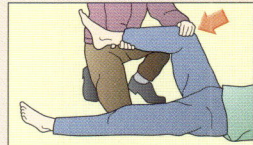

Quadrizeps

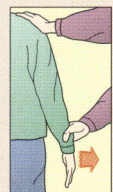

Latissimus dorsi

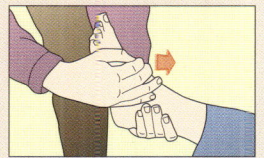

Peronaeus

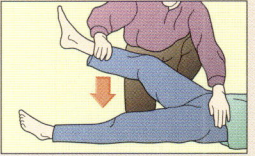

Psoas

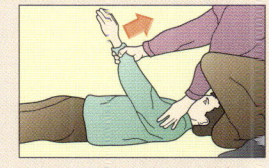

Pectoralis major sternalis

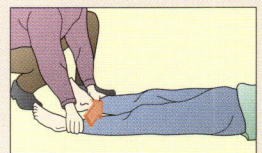

Glutaeus medius

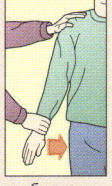

Supra-spinatus

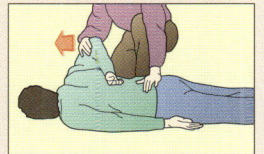

Teres major

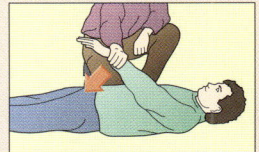

Deltoideus anterior

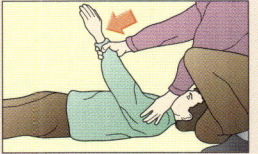

Pectoralis major clavicularis

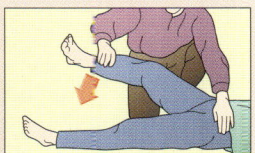

Tensor fasciae latae

Impressum

© 1998 Südwest Verlag
GmbH in der Verlags-
haus Goethestraße
GmbH & Co. KG,
München

Alle Rechte vorbehalten.
Nachdruck – auch aus-
zugsweise – nur mit Ge-
nehmigung des Verlags.

Redaktion:
Ruth Gelfert
Projektleitung:
Dr. Alex Klubertanz
Redaktionsleitung
und medizinische
Fachberatung:
Dr. med. Christiane Lentz
Bildredaktion:
Sabine Kestler
Produktion:
Manfred Metzger
Umschlag:
Manuela Hutschenreiter,
München
Layout:
Wolfgang Lehner
DTP:
Matthias Liesendahl

Printed in Italy
Gedruckt auf chlor-
und säurearmem Papier

ISBN 3-517-08046-2

Über die Autorin

Dr. phil. Isa Grüber ist Heilpraktikerin mit eigener Praxis in Bad Honnef und Köln. Sie studierte Sinologie und lebte fünf Jahre lang in China. In der Kinesiologie fand sie eine praxisnahe Verbindung zwischen fernöstlichem Erfahrungswissen, westlicher Heilkunde und Persönlichkeitsentfaltung.

Literatur

Diamond, John: Der Körper lügt nicht. Verlag für angewandte Kinesiologie. Freiburg 1995
Dennison, Paul E. und Gail: Brain Gym. Verlag für angewandte Kinesiologie. Freiburg 1990
Ertl, Antje: Kinesiologie. Gesund durch Berühren. Südwest Verlag. 4. Auflage, München 1997
Grinder, Michael: NLP für Lehrer. Verlag für Angewandte Kinesiologie. Freiburg 1991
Hellmiß, Margot: Kalifornische Blütenessenzen zur sanften Heilung. Südwest Verlag. München 1997
La Tourelle, Maggie/Courtenay, Anthea: Was ist angewandte Kinesiologie? Verlag für Angewandte Kinesiologie. Freiburg 1992
Thie, John F.: Touch for Health. Hugendubel Verlag. München 1995

Hinweis

Das vorliegende Buch ist sorgfältig erarbeitet worden. Dennoch erfolgen alle Angaben ohne Gewähr. Weder Autorin noch Verlag können für eventuelle Nachteile oder Schäden, die aus den im Buch gemachten praktischen Hinweisen resultieren, eine Haftung übernehmen.

Bildnachweis

Bavaria, Gauting: 1 (TCL); IFA-Bilderteam, Taufkirchen: 67 (J. Heron); Interfoto, München: 46 (Karger-Decker); Mauritius, Mittenwald: 36 (Enzinger); Südwest Verlag, München: U1, 4, 42, 44, 114 (2) (D. Parzinger), 10, 18, 27, 50, 75, 89, 116 (Theiss Heidolph), 30 (Joachim Heller), 41 (Bodo Schieren), 95 (Michael Nagy); The Image Bank, München: 63 (Alan Becker), 70 (Todd Davidson); Tony Stone, München: 8 (Dugald Bremer), 13 (David Muench), 20 (Gerard Loucel), 25 (Tony May), 34 (John Warden), 58 (Chuck Keeler), 84 (Brian Bailey), 100 (PT Santana), 105 (Penny Tweedie), 108 (Jerome Tisne), 113 (Laurence Monneret)